RA 자격증
예상문제 100선(GMP)

RA 자격증 예상문제 100선(GMP)

발행일	2020년 6월 10일

지은이	홍이사		
펴낸이	손형국		
펴낸곳	(주)북랩		
편집인	선일영	편집	강대건, 최예은, 최승헌, 김경무, 이예지
디자인	이현수, 한수희, 김민하, 김윤주, 허지혜	제작	박기성, 황동현, 구성우, 장홍석
마케팅	김회란, 박진관, 장은별		
출판등록	2004. 12. 1(제2012-000051호)		
주소	서울특별시 금천구 가산디지털 1로 168, 우림라이온스밸리 B동 B113~114호, C동 B101호		
홈페이지	www.book.co.kr		
전화번호	(02)2026-5777	팩스	(02)2026-5747

ISBN   979-11-6539-267-3 13510 (종이책)

R

Regulatory

A

Affairs

개념부터 응용까지
RA 한 권으로 끝내기

홍이사 지음

RA자격증
예상문제 100선(GMP)

- 한국의료기기안전정보원 공식교육교재
〈국가공인 의료기기 규제과학(RA) 전문가 제3권(GMP)〉 2020년 최신 개정판 반영
- 기본 문제 및 응용문제 수록
- 예상문제 해설 및 분석 제공

북랩 bookLab

안녕하세요? RA specialist 홍이사입니다.
이렇게 책을 통해서 뵙게 되어 반갑습니다.

저는 작년 12월에 RA 2급 자격증을 취득했습니다.
하지만 자격증을 취득할 때, 공인 교재(NIDS) 외에 특별한 수험 자료가 없어 공부하는 데 큰 어려움을 겪었습니다. 또한, 비슷한 경험을 주변 동료와 RA 카페를 통해서 자주 접할 수 있었습니다.

그래서 제 허가 경험, 시험 경험, 교재 분석을 통해서 이렇게 RA 자격증 예상문제집을 집필하게 되었습니다.
이 책이 수험생들의 시험에 많은 도움이 되었으면 합니다. 수험생들 모두 의료기기 인허가에 있어서 'RA specialist'가 되어서, 의료기기 산업에 크게 이바지하시기 바랍니다.

이렇게 책을 출간할 수 있게 물심양면 지원해 준 저의 사랑스러운 아내(May)와 아들(Benji)에 감사합니다.

If you study with this book, you can get RA certificate!

CONTENTS

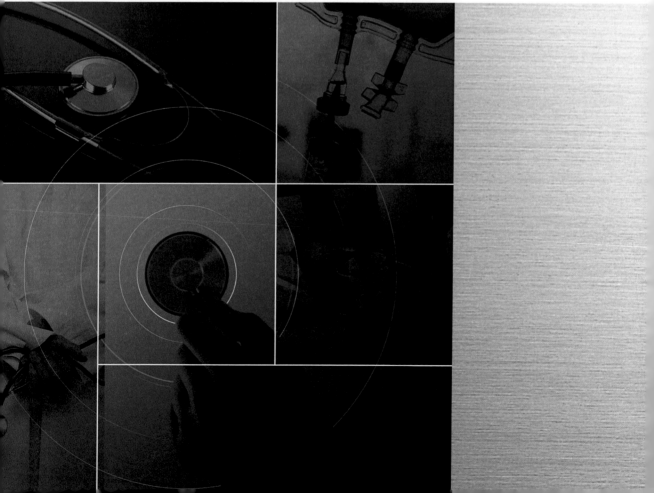

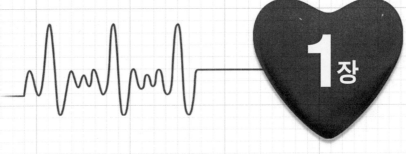

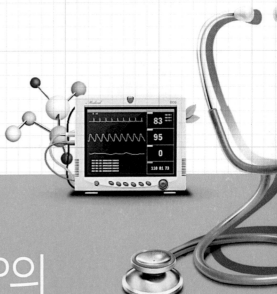

1장

의료기기 GMP의
개념과 필요성

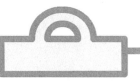

1장

GMP의 개념에 대한 대략적인 내용을 담았습니다. 문제를 통해서 GMP가 무엇인지 개념을 이해하세요.

1. GMP의 약자에 대해서 올바르게 명시한 것을 고르시오.

① Good Manufacturing Practice

② Good Manufacturing Process

③ Good Management Practice

④ Good Management Process

⑤ '①~④'에 맞는 내용 없음

2. 아래 보기는 GMP의 개념에 대해 설명한 것이다. <u>틀린</u> 것을 고르시오.

① 의료기기의 개발에서부터 원, 부자재 구입, 제조, 검사, 포장, 설치, 보관, 출하 그리고 클레임이나 반품 및 사용 후 폐기에 이르기까지 의료기기의 전 수명 주기에 걸쳐 안전성과 품질보증을 위해 준수하여야 할 것을 규정하고 있는 품질 경영시스템 규격 중 하나이다.

② 의료기기 업체가 생산, 판매하는 의료기기가 안전하고, 유효하며, 의도된 용도에 적합한 품질로, 일관성 있게 제조, 판매됨을 보장할 수 있는 품질 경영 시스템을 수립하기 위한 최소한의 요구 조건

③ GMP는 'Good manufacturing Practice'의 약자로 의료기기의 안전성 및 유효성을 보증하기 위한 최대한의 기준을 정한 것이다.

④ 의료기기는 사람의 생명 또는 건강을 직접적으로 다루는 특성 때문에 의료기기 GMP가 추구하는 목적은 첫째, 작업자나 관리자가 일으키는 착오나 혼동 등 실수를 최소화하고, 둘째, 세균이나 이물질에 의해 의료기기가 오염되거나 검증되지 않은 원자재 및 공정변수로 인해 품질이 변하는 일이 없도록 하는 것이다.

⑤ GMP의 목적을 달성하기 위하여 위험성을 제거하도록 제품을 설계하고, 구조나 설비를 어떻게 선정하고, 어떤 방법으로 제조하고 설치 및 유지·보수할 것인가를 규정한다.

3. 보기 중 의료기기에 요구되는 사항을 <u>모두</u> 고르시오.

---
a. 유효성 확보

b. 안정성 확보

c. 효율성 확보

d. 안전성 확보
---

① a, b, c

② a, b, d

③ b, c, d

④ a, c, d

⑤ a, b, c, d

4. 우리나라(한국)의 GMP 기준의 기반이 되는 품질시스템을 고르시오.

① BGMP

② CGMP

③ ISO 13485

④ CAMCAS

⑤ MDSAP

5. 국내 GMP 심사에 해당되지 <u>않는</u> 것은?

① 최초 심사
② 변경 심사
③ 추가 심사
④ 미고지 심사
⑤ 정기 심사

6. GMP 심사별로 설명한 것이다. 옳은 것은?

a. 수출용 의료기기 및 1등급 의료기기, 임상용 의료기기는 정기 심사를 강제하지 않는다.
b. 정기 심사는 적합성 인정을 받은 적이 없거나, 적합성 인정을 받더라고 제조 공정 위탁계약 변경 등으로 제조 의뢰자-제조자 정보가 변경되는 경우 실행한다.
c. 정기 심사는 GMP 고시에 따라 2년마다 1회 받아야 하는 GMP 적용 실적에 대한 정기적 심사이다.
d. 정기 심사는 적합인정서 유효기간 만료 90일 이전에 신청해야 한다.

① a, b
② a, c
③ b, d.
④ b, c
⑤ a, d

7. 의료기기 GMP 심사기관이 <u>아닌</u> 곳은?

① KTR
② KCL
③ KTL
④ KCTL
⑤ KTC

8. 다음 표는 국내 GMP 심사별 심사 주체를 표시한 것이다. a, b, c, d, e, f의 내용이 맞는 것을 고르시오.

구분	등급	최초 심사	추가 심사	변경 심사	정기 심사
제조	2등급	a	단독	d	단독
	3등급	b	합동	e	합동
	4등급	c	합동	f	합동

① a=단독, b=합동, c=합동, d=단독, e=합동, f=합동
② a=단독, b=단독, c=합동, d=단독, e=합동, f=합동
③ a=단독, b=단독, c=단독, d=합동, e=합동, f=합동
④ a=단독, b=단독, c=단독, d=단독, e=단독, f=합동
⑤ a=단독, b=합동, c=합동, d=합동, e=합동, f=합동

9. 하기 표는 제품 등급별 심사 방법을 명시한 것이다. a, b, c, d, e, f의 내용이 맞는 것을 고르시오.

구분	등급	최초 심사	추가 심사	변경 심사	정기 심사
수입	2등급	a	서류	d	현장, 서류
	3등급	b	서류	e	현장, 서류
	4등급	c	서류	f	현장, 서류

① a=서류, b=서류, c=현장, 서류, d=서류, e=서류, f=현장, 서류
② a=서류, b=현장, 서류, c=현장, 서류, d=서류, e=현장, 서류 f=현장, 서류
③ a=서류, b=현장, 서류, c=현장, 서류, d=현장, 서류, e=서류, f=현장, 서류
④ a=현장, 서류, b=현장, 서류, c=현장, 서류, d=서류, e=서류, f=현장, 서류
⑤ a=현장, 서류, b=현장, 서류, c=현장, 서류, d=현장, 서류, e=현장, 서류, f=현장, 서류

10. GMP 적합성 심사 신청 서류 작성 시 제조 및 품질 관련 업무에 종사하는 총 종업원의 수에 대한 설명 중 맞게 서술된 것은?

① 의료기기 제조 및 품질관리에 직·간접적으로 관련된 업무 종사자를 모두 포함한 인력의 수
② 회사에서 관리되는 총 인원수
③ 영업소 인력은 제외해도 된다.
④ 심사 제품에 관련이 없는 부설연구소의 인력도 포함되어야 한다.
⑤ 행정관리 부서는 제조 및 품질관리와는 연관이 없기 때문에 제외한다.

11. GMP 정기 심사를 신청할 경우 대표 품목을 선정하여야 한다. 기준 요건에 해당하는 것은?

① 제조소의 제품 최상위 등급 품목 중에서 생산 또는 수입량이 많은 품목
② 제조소의 제품 최상위 등급 품목 중에서 판매량이 많은 품목
③ 제조소의 판매량이 많은 품목
④ 제조소의 생산 또는 수입량이 많은 품목
⑤ 제조소의 최근에 허가 받은 품목 중에 생산량이 많은 품목

12. GMP 적합성 심사 신청 구비 서류 중 해당되지 <u>않는</u> 것은?

① 주요 공급업체명 및 업무 범위
② 다른 인증 기관으로부터 받은 실사 결과 자료
③ 품질 매뉴얼
④ 대표 품목의 생산 및 서비스 제공 프로세스에 대한 유효성 확인 요약 자료
⑤ 대표 품목의 제품 출하 성적서 및 출고 기록

13. 제품 표준서에 포함되어야 하는 사항을 나열한 것이다. 이 중 <u>틀린</u> 것은?

① 제품에 대한 모양 및 구조
② 원자재 및 원재료의 규격
③ 제조 방법, 멸균 제조 방법, 품질관리 시험 규격
④ 사용 기한, 포장 및 표시 기재 사항이 있는 문서
⑤ 소프트웨어 밸리데이션 및 사용적합성 작성 계획

14. 다음 보기에 '(   )'에 맞는 기간을 고르시오.

> 정기 심사의 경우 GMP 적합인정서에 기재된 유효기간이 만료되는 날로부터 (   )일 전
> 까지 품질관리심사기관으로 정기 심사를 신청해야 한다. 이때, 현장조사 희망일을 선정하
> 여 신청할 수 있는데 이때 현장조사 희망일은 유효기간 만료 (   )일 전으로 확정하여 신
> 청한다.

① 60, 20
② 60, 30
③ 90, 20
④ 90, 30
⑤ 30, 10

15. 다음 보기에 정기 심사 신청 시기 및 심사지연에 따른 판매중지 유예조치에 맞지 <u>않는</u> 것을 고르시오.

① 유효기간 만료일 90일 전 신청은 역에 의한 계산으로 산정하고 민원 신청 이후는 근무일 기준(토, 공휴일 제외)으로 계산한다.

② 유효기간 만료일 30일 이전에 심사 결과가 판정된 경우에는 적용하지 않는다.

③ 심사 결과 판정이 '보완' 또는 '부적합'인 경우 즉시 판매중지가 적용되며, 판매중지 유예조치는 적용되지 않는다.

④ 해당 제조소가 위해 우려 제조소일 경우, 판매 중 유예조치는 적용하지 않는다.

⑤ 유효기간 만료일 이후 심사 결과가 판정된 경우, 만료일부터 심사 결과 판정일까지 기간은 판매중지 유예조치를 적용한 것으로 보며, 심사 결과 판정일로부터 30일간 추가 유예조치를 적용하지 않는다.

16. GMP 현장 심사 절차를 나열한 것이다. 해당 사항이 <u>아닌</u> 것은?

① 시작 회의: 의료기기 GMP 심사에 참여하는 피심사자와 의료기기 감시원 및 품질심사원을 소개, 심사 범위 및 목적 확인, 심사 일정 및 절차에 대한 설명, 기타 심사 시 의문 사항 및 주의 사항 등을 논의한다.

② 심사 계획: 피심사자와 미팅을 통해 현장 및 규격을 고려해서 심사 계획서를 작성한다.

③ 심사: 심사 계획서에 따라 현장조사를 실시한다.

④ 심사단 종합평가회의: 의료기기 감시원 및 품질심사원으로 구성된 심사단 회의를 통해 심사 결과를 협의 및 정리한다.

⑤ 종결 회의: 심사단은 심사 관찰 사항 및 보완 사항에 대하여 제조·수입업체 대표자, 품질책임자 등에게 설명한다. 이때, 의료기기 적합성 인정 등 심사표를 작성한다.

17. 하기에는 GMP 심사 결과 지적 사항에 대한 조치에 대해서 명시한 것이다. <u>틀린</u> 것은?

① GMP 심사 결과 보완이 필요한 사항이 있는 경우 품질관리 심사기관은 통상 30일 이내 기간을 정하여 보완하여 제출할 것을 문서로 요구한다.

② 심사 결과 보완연장은 2회에 걸쳐 가능하고 제조사가 처한 상황에 따라서 추가 보완연장이 가능하다.

③ 보완연장에 대한 기한은 협의하여 정할 수 있다.

④ 보완기한 만료 시 품질관리 심사기관은 10일의 기간을 지정하여 보완 독촉한다.

⑤ 신청이 보완기한까지 보완결과를 미제출 시 부적합으로 판정하고 즉시 지방 식약청장에게 보고한다.

18. 회사에서 의료기기 GMP시스템의 유지 및 관리를 위해 최고 경영자를 대리하여 의료기기 제도 전반에 걸쳐 중요한 역할을 하는 품질책임자에 대해서 나열한 것이다. 맞는 것을 <u>모두</u> 고르시오.

> a. RA 담당자 또는 대표자의 경우 품질책임자를 겸임할 수 있다.
> b. 제조업자가 수입업을 겸하는 경우 제조업체의 품질책임자가 수입업체의 품질책임자를 겸임할 수 있다.
> c. 품질책임자가 공석이 된 경우 해당 업체는 3개월 이내에 자격이 있는 다른 사람을 품질책임자로 변경하여 지정해야 한다.
> d. 품질책임자는 의료기기법이 정한 바에 따라서 매년 1회 이상 정기적인 관련 교육을 받아야 한다.
> e. 품질책임자를 지정하지 않은 경우 벌금 및 과태료 또는 제조, 수입 업무 정지 등의 행정 처분을 받게 된다.
> f. 품질책임자 인정 교육을 받지 않은 자가 품질책임자로 선임되었을 때 품질책임자로 근무를 시작한 날부터 3개월 이내에 품질책임자 교육을 받아야 한다.

① a, b, c, e, f   ② a, b, d, e, f

③ a, b, c, d, f   ④ a, b, c, d, e

⑤ a, b, c, d, e, f

19. 품질책임자의 자격을 나열한 것인데, 틀린 것을 <u>모두</u> 찾으시오.

> a. 의료기기 관련 분야 학사 학위를 취득한 사람으로 의료기기 제조, 수입업체에서 1년 이상 품질관리 업무에 종사한 경력이 있는 사람
> b. 전문 대학 졸업자로서 의료기기 관련 분야를 전공하고 의료기기 제조, 수입업체에서 2년 이상 품질관리 업무에 종사한 경력이 있는 사람
> c. 의료기기 관련 분야 외에 고등학교, 고등기술학교 졸업자로서 의료기기 제조·수입업체에서 3년 이상 품질관리 업무에 종사한 경력이 있는 사람
> d. 의료기기 관련 분야의 산업수요 맞춤형 고등학교 졸업자로서 의료기기 제조·수입업체에서 3년 이상 품질관리 업무에 종사한 경력이 있는 사람
> e. 학력과 상관없이 의료기기 제조·수입업체에서 5년 이상 품질관리 업무에 종사한 경력이 있는 사람

① a   ② a, b   ③ b, c, d

④ d   ⑤ 모두 틀림

20. 품질책임자의 직무에 대해 나열한 것이다. 틀린 것을 <u>모두</u> 고르시오.

> a. 종업원의 위생 상태를 점검하고, 종업원에게 품질 우수한 의료기기의 생산, 수입에 필요한 교육, 훈련을 제공하는 업무
> b. 의료기기법 시행 규칙 및 의료기기 제조 및 품질관리 기준에 따라 의료기기를 제조하도록 표준작업지침서 작성 및 작성된 표준작업지침서에 따라 의료기기를 제조하도록 하는 업무
> c. 제조소의 품질관리 결과를 평가하고 제품의 출하 여부 결정
> d.의료기기 제조 및 품질관리 기준에 따라 제품의 안전성, 유효성 검증 자료를 작업하는 업무
> e.의료기기법 시행 규칙 및 의료기기 제조 및 품질관리 기준에 따라 품질 방침 및 품질 목표 수립

① a, b, c   ② d, e   ③ a, b, d

④ c, d, e   ⑤ 모두 틀림

21. ISO13485:2003년판과 ISO13485:2016년판의 큰 차이를 나열한 것이다. 해당하지 않는 것은?

① 국제화된 '규제 요구 사항'에 중점
② 품질시스템 전반에 걸친 '위험관리' 적용
③ 품질관리시스템 소프트웨어, 공정관리 소프트웨어 등에 대한 소프트웨어 밸리데이션 요구
④ 구매 제품의 위험을 기초로 하여 적절한 구매 제품 검사는 협력업체의 평가를 기반으로 할 것
⑤ 임상의 안전성 및 유효성 증명에 대한 절차 강화

22. 다음 표는 주요 국가별 GMP 심사 주기, 심사기관, 심사 방법을 명시한 것이다. 맞는 것을 모두 고르시오.

> a. 한국은 식약처와 품질관리 심사기관에서 3년 1회 정기 심사를 한다. 또한, 1등급 제품의 경우 GMP 심사 제외 대상이다.
> b. 미국은 FDA 규제 업무 국의 지역관리부의 심사위원과 AP Inspector가 3년에 한번 정기 심사를 진행한다. 심사 방법은 판매허가 후 GMP 심사 실사를 진행한다.
> c. 유럽은 제 3자 심사기관을 통해서 5년에 1회 갱신 심사를 진행한다. 또한, 평균 1년마다 사후 심사를 진행하고 등급별로 분류해서 진행한다.
> d. 일본 정기 심사의 경우(3, 4등급) 약품의료기기종합기구(PMDA)와 제3자 등록기관(TUV, UL등)에서 5년에 한 번씩 정기 심사를 진행한다.

① a, b, c
② a, b, d
③ b, c
④ a, b
⑤ b, c, d

23. 다음은 MDSAP에 대한 설명을 나열한 것이다. 맞는 것은?

① MDSAP은 각국 규제 당국의 의료기기 제조업체들의 품질관리시스템을 감시, 감독하게 하는 동시에 인증 절차를 간소화해서 사용자들에게 빠르게 제품을 사용할 수 있게 하는 목적으로 IMDRF 창립회의 때 제안한 프로그램이다.

② 한국도 IMDRF에서 주관하는 MDSAP 정식 멤버로 선정되었고 향후 MDSAP 적용 예정이다.

③ MDAP은 3년 주기로 심사를 실시한다. 1차 심사는 품질관리시스템에 대해 1, 2단계로 나눠 실시하며, 이후 1년마다 부분적인 모니터링 심사를 실시한다.

④ MDSAP의 평가 방법은 1 Grade, 2 Grade 부적합으로 나뉘며 2 Grade 부적합 발생 시 5-days 심사로 진행한다.

⑤ 현재 MDSAP을 실제적으로 적용한 국가는 5개국으로, 일본, 미국, 유럽, 브라질, 캐나다이다.

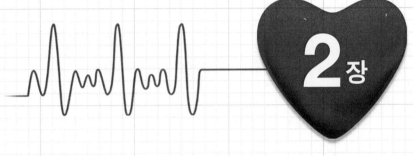

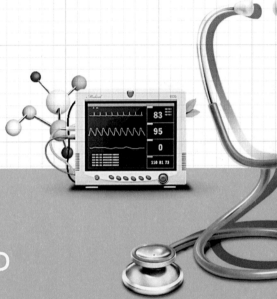

의료기기 GMP
기준 해설

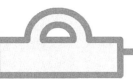

2장

GMP 규격과 규격에 대한 해설을 담았습니다. 문제를 통해서 GMP 내용 전반에 대해 숙지하시기 바랍니다.

1. 아래 사항은 GMP에서 사용하는 용어에 대한 정의이다. 맞게 설명한 것을 <u>모두</u> 고르시오.

> a. 품목군: 의료기기 중 원자재, 제조 공정 및 품질관리체계가 유사한 제품으로 구성된 집합을 말한다.
> b. 위해 우려 제조소: 최근 2년간 국내외 정부 기관에서 신청 제품에 대하여 강제회수, 사용중지, 제조중지 등 조치된 경우
> c. LOT: 일정한 제조주기 동안 생산된 제품으로서, 균일한 특성과 품질을 의도하거나 목표로 하는 일정 수량의 제품
> d. 배치(Batch): 동일한 제조 조건하에서 제조되고 균일한 특성 및 품질을 갖는 완제품, 구성부품 및 원자재의 단위를 말한다

① a, b, c, d
② a, c, d
③ a, b, c
④ b, c, d
⑤ a

2. 제조업자의 품질 경영 시스템을 규정한 문서는 무엇인가?

① 절차서
② 제품 표준서
③ 완제품 성적서
④ 제품 매뉴얼
⑤ 품질 매뉴얼

3. 다음은 품질 경영 시스템에 사용되는 문서들에 대해 적용범위, 의사결정의 단계, 중요도에 따라 유형별로 분류하여 각 문서의 구조를 간략하게 도식화한 것이다. 맞게 배열할 것은?

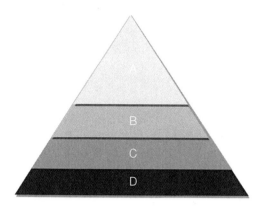

① A-절차서, B-품질 매뉴얼, C-지시서, D-기록서
② A-품질 매뉴얼, B-절차서, C-지시서, D-기록서
③ A-품질 매뉴얼, B-절차서, C-지시서, D- 기준, 양식 등
④ A-절차서, B-품질 매뉴얼, C-지시서, D-기준, 양식 등
⑤ A-절차서, B-지시서, C-기준, 양식 등, D-품질 매뉴얼

4. 다음은 의료기기 파일에 대해 설명한 것이다. <u>틀린</u> 것을 고르시오.

① 의료기기 파일은 제조업자의 품질 경영시스템을 규정한 문서로서 개별 조직의 규모 및 복잡성에 맞도록 세부 사항 또는 요구 사항을 기술한 것이다.

② 의료기기 파일은 제품에 대한 사양, 측정 및 모니터링 절차, 설치에 대한 요구 사항, 서비스 절차를 포함한다.

③ 제조, 포장, 보관, 취급 및 유통에 관한 규격 및 절차는 의료기기 파일에 포함 된다.

④ 의료기기 파일은 의료기기의 사용할 수 있는 지역에 따른 언어 변형에 대한 기록이 포함되어야 한다.

⑤ 의료기기 파일에 의료기기에 포함된 의약 물질에 대한 확인 및 안전성, 유효성에 대한 자료도 포함된다.

5. 관리에 따른 문서화 절차를 해야만 하는 부분을 나열한 것이다. 올바른 것을 나열한 것을 고르시오.

---

a. 문서의 변경 및 최신 개정 상태가 식별됨을 보장해야 한다

b. 해당 작업 공정에서 필요한 SOP는 제조 현장 비치 시 제조 설비에 의해 손상이 될 수 있으므로 가능하면 관리실에 비치한다.

c. 외부 출처 문서는 식별 시 내부 관리 문서와는 달리 배포 상태 관리는 필요하지 않다.

d. 문서의 손상이나 손실을 방지하는 절차가 있어야 한다.

e. 개정, 폐지 효력이 상실된 문서는 최소한 3년 이상, 시판 후 1년 이상 잘 관리된 상태로 보존해야 한다.

---

① a, b, c, d, e   ② b, c, d, e

③ a, d   ④ b, d

⑤ a, b, e

6. 아래 사항은 기록 관리에 대한 것을 나열한 것이다. **틀린** 것은?

① 품질 경영 시스템의 효과적인 운영과 요구 사항에 적합함을 입증하는 기록을 작성하고 유지하여야 한다.

② 조직은 기록의 식별, 보관, 보안 및 완전성, 검색, 보존 기간 및 처리에 필요한 관리 방법을 규정한 절차를 문서화하여야 한다.

③ 조직은 적용되는 법적 요구 사항에 따라 기록에 포함된 개인건강정보를 보호하기 위한 방법을 규정하고 실행하여야 한다.

④ 모든 기록은 읽기 쉽고, 즉시 확인할 수 있으며, 검색이 가능해야 한다. 기록에 대한 변경은 식별이 가능하도록 유지되어야 한다.

⑤ 제조업자는 품질 기록을 제품의 수명 주기에 상응하는 기간 동안 보유하여야 한다. 이 기간은 최소한 7년 이상이어야 하며 시판 후 2년 이상이어야 한다.

7. 아래 보기는 품질 기록에서 시스템 기록에 대한 예이다. 해당 사항은?

① 경영검토 보고서
② 제조 관련 구매 기록
③ 설치 인도 시 결과 이력
④ 설계 이력
⑤ 장비의 교정 기록

8. 품질 경영 시스템에서 최고 경영자가 해야 할 사항을 나열한 것이다. 아닌 것은?

① 품질 방침을 수립한다.

② 품질 목표를 수립한다. 품질 목표의 변경 주기는 ISO13485에서의 요구 사항에 따라서 6개월 마다 검토해서 변경한다.

③ 품질 경영에 대한 정기적 검토를 수행한다.

④ 직원이 품질 방침을 이해하고 실행하는지 확인한다.

⑤ 조직의 일부분 혹은 조직 차원에서 품질 방침의 이탈을 용인하지 않는다.

9. 다음은 품질 방침에 대해 설명한 것이다. 맞는 것을 모두 고르시오.

---

a. 품질 방침은 최고 경영자의 경영 의지를 반영하고 우수한 품질의 의료기기를 제조하기 위한 최상위 수준의 기준이다.

b. 품질 방침은 품질에 대한 의지와 고객의 요구 사항에 적합한 지속적인 효과성을 포함하여 수립해야 한다.

c. 최고 경영자는 품질 방침이 조직 내에서 의사소통이 이루어지고 이해될 수 있도록 보장해야 한다.

d. 품질 방침은 측정 가능해야 하고 품질 목표와 일관성이 있어야 한다.

e. 최고 경영자 또는 품질책임자는 품질에 대한 의지와 품질이 그 조직의 사업과 고객에게 무엇을 의미하는지 전반적 비전을 전달해야 한다.

---

① a, b, c

② a, b, d

③ a, c, d

④ a, c, e

⑤ a, b, c, d, e

10. 다음은 품질 목표에 대해 설명한 것이다. 맞는 것을 <u>모두</u> 고르시오.

---

a. 품질 목표는 최고 경영자의 경영 의지를 반영하고 우수한 품질의 의료기기를 제조하기 위한 최상위 수준의 기준이다.

b. 품질 목표를 설정할 때 제조 품목의 규격을 충족시킬 수 있도록 하되 정성적인 방법으로 설정해야 한다.

c. 품질 목표에 제품 매출, 수익의 목표와 달성 일정이 명시되어야 한다.

d. 품질 목표는 측정 가능해야 하고 품질 방침과 일관성이 있어야 한다.

e. 품질 목표는 보통 조직의 전체 목표를 달성하기 위하여 전체 조직의 목표에 부합하고 그룹의 특수 활동과 관련되도록 부서별로 목표를 정한다.

---

① a, b, c, d, e

② a, b

③ b, d

④ d, e

⑤ c, d, e

11. 다음 품질 경영 시스템의 입력 사항에 해당하지 <u>않는</u> 것을 고르시오.

① 품질 방침

② 품질 목표

③ 품질 매뉴얼 및 보조 문서화

④ 규제 요구 사항

⑤ 요구되는 변경

12. 다음 선택 사항에서 품질 목표 요구 사항을 만족하는 품질 경영 시스템 기획의 대표적인 출력에 해당하지 <u>않는</u> 것은?

① 품질 매뉴얼 및 보조 문서화
② Gap 분석
③ 조치 계획
④ 조치 결과
⑤ 품질 경영 시스템 표준

13. 다음은 경영검토의 검토 사항을 나열한 것이다. 맞지 않는 것을 <u>모두</u> 고르시오.

---

a. 프로세스 성능의 분석
b. 품질 심사 보고서(내부 및 외부)
c. 품질 문제 조치 사항
d. 개선과 변경이 권고되는 부분
e. 시정 및 예방조치

---

① a, b, c, e   ② a, b, c, d
③ c, d, e   ④ c, d
⑤ 없음

14. 다음은 인적자원에서 조직이 실행해야 하는 업무를 나열한 것이다. **틀린** 것을 고르시오.

① 객관적인 기준을 사용하여 숙련된 인원의 능력을 평가하기 위한 시험 또는 질문을 한다.

② 숙련된 지원의 작업 수행 능력 평가 또는 트레이닝 효과에 대한 평가를 검토한다.

③ 의료기기의 설계 및 개발, 제조관리, 판매, 마케팅, 품질관리 등 제품 품질에 영향을 미치는 업무를 수행하는 인력에 대하여 분야별로 필요한 최소한의 자격 요건을 정하고 이에 적합한 자를 채용하도록 노력해야 한다.

④ 모든 인원이 교육 훈련에 참여하도록 하여 품질 목표를 숙지하고 업무에 종사하도록 한다.

⑤ 교육 훈련은 직급에 관계없이 품질에 영향을 주는 일을 수행하는 전 직원에게 필요하다.

15. 다음은 6.3절 기반 시설에서 조직이 실행해야 하는 업무를 나열한 것이다. **틀린** 것을 고르시오.

① 제품 혼입의 방지를 위해 작업소와 시험실 및 보관소에 대하여 독립적인 공간을 확보하기 위해 분리, 구분, 구획 등의 방법을 사용한다.

② 독립적 공간 확보를 위한 방법 중 하나인 '구분'은 칸막이 등으로 나누어 의료기기에 오염이 일어나지 않게 관리하는 것이다.

③ 제조업체가 사용하는 건물은 충분한 공간이 확보되어 정돈된 취급이 가능하도록 해야 한다.

④ 제조소에는 작업소, 시험실 및 보관소를 갖추어야 한다.

⑤ 작업소에는 해당 품목의 제조에 필요한 작업대와 장비, 기구 등을 갖추어야 한다. 그러나 공정을 위탁하여 제조하는 경우에는 예외가 인정된다.

16. 다음 작업 환경 및 오염 관리에서 작업 환경이 의료기기를 포함한 제품 품질에 영향을 미치는 경우가 <u>아닌</u> 경우는?

① '멸균'으로 라벨링이 된 제품
② 비멸균 제품으로 출하되어, 사용 전 소독하도록 의도된 제품
③ 유효 기간(Shelf life)이 제한된 제품
④ 전자 회로나 장착된 소프트웨어가 정전기(ESD)의 영향을 받는 경우
⑤ 미생물, 입자오염, 혹은 다른 환경조건이 제품의 사용에 심각한 영향을 끼치는 경우

17. 다음 보기는 체외진단용 의료기기의 환경관리에 대해 설명한 것이다. <u>틀린</u> 것을 모두 고르시오.

---

a. 체외진단용 의료기기의 경우 무균 관리 제품, 미생물 관리 제품, 미생물 관리 제외 제품 등 3가지 유형에 따라 작업 환경관리 수준을 정하여 관리해야 한다.
b. 체외진단용 의료기기를 충전하는 작업실과 경계하고 있는 지역 사이의 차압 기준을 설정하고 더 깨끗한 지역을 음압으로 관리하여 공기에 의한 교차 오염을 줄인다.
c. 제조 용수에서 무균 제품 경우 생산에 사용하는 물이 모두 무균이어야 한다.

---

① a, b   ② b, c
③ a   ④ b
⑤ c

18. 다음은 제품과 관련된 요구 사항의 검토에 대한 내용이다. **틀린** 것은?

① '의료기기 제조 및 품질관리 기준', '의료기기 전기·기계적 안전에 관한 공통기준규격', '의료기기 생물학적 안전에 관한 공통기준규격' 등과 같은 법적 요구 사항을 검토해야 한다.

② 의료기기에 명시된 성능과 안전한 사용을 보장하기 위한 사용자 교육 훈련을 정의하고 계획을 수립한다.

③ 고객 요구 사항은 문서로 접수되어야 하고, 문서 접수가 어려운 사항이면 추후라도 문서로 접수할 수 있도록 해야 한다.

④ 제품에 대한 요구 사항이 변경된 경우, 관련 기준서 및 절차서 등을 수정하고 관련 작업원이 이를 알 수 있도록 공지나 교육 등을 실시해야 한다.

⑤ 검토 결과 및 검토에 따라 수반되는 조치 기록은 유지되어야 한다.

19. 설계 및 개발 단계는 아래의 그림(Waterfull Design Process Model)처럼 표현할 수 있다. 빈칸을 올바르게 채운 것을 고르시오.

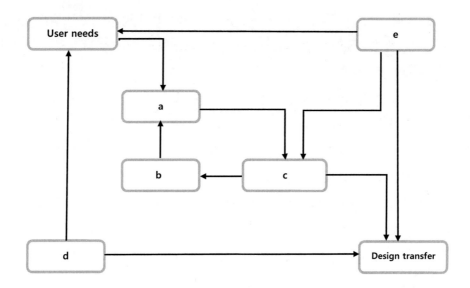

① a=Design input, b=Validation, c=Verification, d=Design Review, e=Design output

② a=Design input, b=Verification, c=Validation, d=Design Review, e=Design output

③ a=Design input, b=Verification, c=Design output, d=Validation, e=Design review

④ a=Design input, b=Validation, c=Design output, d=Verification, e=Design review

⑤ a=Design input, b=Design output, c=verification, d=Design Review, e=Design output

20. 다음은 설계 입출력에 대해 나열한 것이다. **틀린** 것은?

① 설계 입력이란 개발 대상 품목을 어떤 목적으로 어떠한 성능이 발휘되도록 설계 및 개발할 것인지 결정하기 위한 조사 자료 등으로, 개발 대상품의 특성에 관한 기준을 수립하기 위한 자료이다.

② 설계 출력은 보통 구매, 생산, 설치, 검사, 시험, 또는 서비스 등에 사용된 최종 기술적인 문서이다.

③ 설계 입력을 기획할 때 위험관리 계획서, 위험 분석, 위험 산정, 위험 통제에 관한 데이터가 있어야 한다.

④ 설계 입력에서, 체외진단용 의료기기의 경우 안정성 시험 결과에 따른 보관 조건을 명기해야 한다.

⑤ 설계 및 개발 입력 시에는 설계 기준, 원자재와 가능성 및 적정성을 검증하기 위한 시제품 시험을 포함한, 개발과 분석을 요하는 프로세스를 확인해야 한다.

21. 다음은 설계 및 개발 출력 문서에 대해 나열한 것이다. 해당되는 것을 <u>모두</u> 고르시오.

---
a. 소프트웨어 소스 코드
b. 도면 및 부품 목록
c. 품질 보증 절차
d. 이전 제품의 설계 자료
e. 성능의 클레임
---

① a, b, c   ② a, b, d
③ b, c, d   ④ b, c, e
⑤ a, b, c, d, e

22. 다음은 설계 및 개발 검증과 유효성 확인에 대해 나열한 것이다. 옳은 것을 <u>모두</u> 고르시오.

> a. 유효성 확인은 설계 및 개발 출력의 결과가 설계 개발 출력 사항에 적합한지 보증하기 위해 필요하다.
> b. 설계 검증은 객관적인 증거를 통해 최종 제품이 특정 의도된 용도 혹은 적용에 대한 요구 사항을 만족하는지 확인하기 위하여 필요하다.
> c. 유효성 확인에 사용된 의료기기는 대표성을 가지는 제품에 대하여 수행되어야 하며 이러한 제품은 최초 생산 단위, 배치 또는 그와 동등한 제품 등이 포함된다.
> d. 유효성 확인은 고객의 사용에 따른 안전성, 유효성 검증을 위해 출고와 동시에 진행한다.

① a, b, c, d   ② a, b, c

③ a, b, d   ④ b, c, d

⑤ a, c, d

23. 다음 중 제품의 청결 또는 제품 오염 관리에 대해 요구 사항을 규정하여야 하는 제조 공정이 <u>아닌</u> 것을 골라라.

① 가공 → 세척 → 멸균 → 출하 → 사용

② 가공 → 멸균 → 세척 → 출하 → 사용

③ 가공 → 세척 → 출하 → 사용

④ 가공 → 멸균 → 출하 → 사용

⑤ 가공 → 출하 → 사용

24. 다음은 품질 경영 시스템의 '식별'에 해당하는 내용이다. 틀린 것은?

① 제품 상태는 검사 및 시험 여부에 관계없이 '요구 사항 충족, 특채 허용, 추가 시험, 부적합으로 불합격 처리' 등의 사항을 표시해야 한다.

② 제품 상태와 정확한 처리를 보증하기 위해서는 제품 위치를 물리적으로 격리시키는 것이 가장 확실한 방법이다.

③ 제조 번호는 각 제품별, 연도별로 구별이 가능해야 하며, 동일한 번호가 생성되지 않도록 해야 한다.

④ 배치, 로트, 일련번호 또는 전자적 방법에 의한 제품 식별은 순방향 추적을 가능하게 하고, 제품에 따라서 양방향 추적도 필요하다.

⑤ 추적관리대상 의료기기의 경우 조직이 제품 추적이 가능하도록 유통 서비스 공급자 또는 판매업자가 의료기기의 판매 기록을 유지하고, 이러한 기록이 조사 시 이용 가능하도록 요구해야 한다.

25. 의료기기 제조업체는 부작용 및 유해 사례에 대하여 관련 규정에서 정하는 바에 따라 식약처장에게 보고하고 필요한 안전대책을 강구해야 한다. 따라서 제조업체는 의료기기의 부작용에 관한 사항의 보고를 「의료기기법」 시행규칙 51조에 따라서 보고해야 하는데, 맞지 않는 것은?

① 사망이나 생명에 위협을 주는 이상 사례를 초래한 경우에는 7일 이내, 이 경우 상세한 내용을 최초 보고일로부터 8일 이내에 추가로 보고해야 한다.

② 입원 또는 입원 기간의 연장이 필요한 경우 15일 이내 보고해야 한다.

③ 선천적 기형 또는 이상을 초래하는 경우 7일 이내 보고해야 한다.

④ 기타 중대한 정보 또는 그 밖의 이상사례로 식약처장이 보고를 지시한 경우, 외국 정부의 발표 등 조치 사항의 경우 30일 이내에 보고해야 한다.

⑤ 회복이 불가능하거나 심각한 불구 또는 기능 저하를 초래하는 경우 15일 이내 보고해야 한다.

26. 조직은 적용되는 법적 요구 사항에 따라 적절한 시기에 불만을 처리하기 위해 절차를 문서화하여야 한다. 이 절차에서 최소한의 요구 사항과 책임 사항에 해당 되지 <u>않는</u> 것은?

① 정보 수신 및 기록
② 피드백들이 자사 불만 처리 절차에 해당되는지 판단하고 조치하기 위한 기준 및 방법
③ 불만 관련 제품이 어떠한 절차로 처리될 것인지 결정
④ 불만 사항의 예방 또는 예방조치를 실시해야 할 필요성에 대한 결정
⑤ 불만 정보를 해당 규제 당국에 보고해야 할 필요성에 대한 결정

27. 다음은 내부 감사에 대한 내용이다. <u>맞는</u> 것은?

a. 내부 감사란 자사의 품질시스템이 효과적으로 잘 유지되고 있는지의 여부를 경영진에게 확인시키기 위해 조직 스스로 수행하는 감사를 말한다.
b. 내부 감사의 실행 시기는 특별한 문제가 생길 때 진행하도록 한다.
c. 내부 감사에서 감사자 자신의 심사는 경영진 협의하에 자가 심사로 진행한다.
d. 내부 감사에서는 프로세스의 모니터링 및 측정을 한다.

① a, b, c, d
② a, b, c
③ a, b, d
④ a
⑤ 없음

28. 다음 특별 감사를 진행하기 위한 목적을 나열한 것이다. 해당되지 <u>않는</u> 것은?

① 조직 개편 또는 절차상의 많은 변경이 되어서 기능적 분야에 영향을 미친 경우
② 최초로 계약 관계를 수립하고자 할 경우
③ 제품 설계 개발 시 초기 입력 사항을 결정할 때
④ 요구된 시정조치가 취해진 이후 그 효과성의 확인이 필요한 경우
⑤ 제품의 안전성, 성능 또는 신뢰성이 부적합하기 때문에 위험하거나 위험하다고 의심되는 경우

29. 다음은 부적합 제품의 관리에 대해 설명한 내용이다. 옳은 것을 <u>모두</u> 고르시오.

> a. 최종 출고 제품과 원자재 및 반제품을 포함한다.
> b. 부적합 처리 시 '예방'은 수리, 재작업 또는 조정을 의미하며 '예방조치'는 부적합의 원인을 제거하는 것을 의미한다.
> c. 법적으로 허가된 요구 사항을 만족하나 경미한 부적합 사항이 있는 경우, 제한적으로 사용하거나 출고하는 것을 승인할 수 있다.
> d. 특채의 허가는 대표자에 의해 검토 및 승인이 이루어지고, 사후 또는 사전에 식약처 보고가 필요하다.

① a, b, c, d   ② a, b, c
③ a, b, d   ④ a, b
⑤ a, c

30. 다음 특채에 대해 설명한 것이다. 해당되지 <u>않는</u> 것은?

① 부적합 제품에 대하여 법적 요구 사항은 충족하나 자체 기준에 부적합한 경우 등 제품의 안전성 및 유효성과 직접 관련이 없는 경우에만 가능하다.

② 특채는 부적합품 처리와 관련되어 재정적 손실을 최소화하고자 사용되는 방법이다.

③ 특채를 적용하는 경우 의료기기와 관련 서비스의 법적 책임이 있다.

④ 동일한 부적합 사항으로 인한 특채 반복 적용은 원칙적으로 허용되지 않지만, 상황에 따라서 승인권자 허가 안에서 특채가 가능하다.

⑤ 조직 내 특채 승인권자는 미리 정해져 문서화되어야 한다.

31. 다음 권고문에 대해 설명한 것이다. 해당되지 <u>않는</u> 것은?

① 권고문은 안전성과 유효성을 유지하기 위하여 의료기기에 필요한 시정조치 사항을 통보하는 것이다.

② 권고문에는 제품명, 모델명, 관련 의료기기의 일련번호나 다른 식별번호, 권고문의 발행 이유, 잠재적 위험성에 관한 충고, 취해야 할 후속조치, 연락처 등이 포함되어야 한다.

③ 권고문은 품질책임자, 대표의 검토 승인 절차를 통해서 발행이 가능하다.

④ 주요 인원의 부재 시에도 권고문의 작성, 승인 및 발행 절차는 수행되어야 한다.

⑤ 권고문의 작성, 승인 및 발행하는 절차에는 시정조치를 취하도록 승인된 경영진의 수준과 영향이 있는 제품의 결정 사항을 명시해야 한다.

32. 다음은 데이터 분석에 대한 내용이다. 맞는 것을 <u>모두</u> 고르시오.

> a. 데이터 분석은 현재의 혹은 잠재적 문제점의 근본 원인을 파악하고, 개선을 위한 시정 및 예방조
>   치를 결정하는 데 도움을 준다.
> b. 데이터 분석에서 고객으로부터의 피드백은 긍정적, 부정적 사항 모두를 포함한다.
> c. 데이터 분석의 결과는 성과 개선 목표달성 정도를 판단, 결정하는 데 사용될 수 있다.
> d. 데이터 분석 결과 품질 경영 시스템이 적합, 적절 또는 효과적이지 않다고 밝혀지면 개선을 위한
>   입력으로 이 분석을 사용하는 것은 적절하지 않다.
> e. 데이터 분석 보고서에는 '원자재 및 부품의 공급자에 관한 정보'가 포함되어야 한다.

① a, b, c, d, e   ② a, b, c
③ a, b, d   ④ b, c, d
⑤ a, b, e

33. 다음 시정조치와 예방조치에 대해 설명한 것이다. 맞는 것을 <u>모두</u> 고르시오.

> a. 예방조치는 현존하는 부적합 및 결함 또는 부정적인 상황의 재발을 방지하기 위해 그 원인을 제거
>   하는 조치이다.
> b. 필요한 시정조치는 지체 없이 취하여야 한다.
> c. 예방조치의 정도는 문제가 지닌 위험성, 규모, 특성 및 제품 품질에 대한 영향에 따라 달라질 수
>   있다.
> d. 시정조치란 잠재적 부적합 또는 기타 바람직하지 않은 상황의 발생을 방지하기 위하여 잠재적 부
>   적합의 원인을 제거하기 위한 조치를 말한다.
> e. 예방조치는 프로세스에 대한 변경이고, 제품에 대한 변경은 해당하지 않는다.

① a, b, c, d, e   ② a, b, c, d
③ b, c, d, e   ④ a, d
⑤ b, c

34. 다음은 시정조치의 절차이다. 빈칸의 내용을 적절하게 명시한 것은?

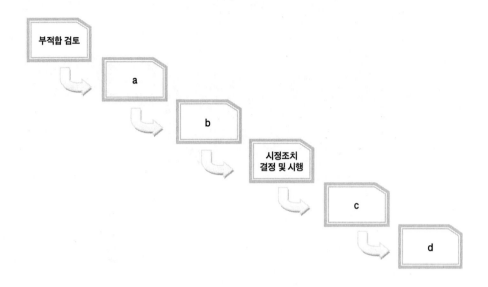

① a=시정조치 필요성 평가, b=부적합 원인 결정, c=시정조치 결과 기록, d=시정조치 효과성 검토

② a=시정조치 필요성 평가, b=부적합 원인 결정, c=시정조치 효과성 검토, d=시정조치 결과 기록

③ a=부적합 원인 결정, b=시정조치 필요성 평가, c=시정조치 결과 기록, d=시정조치 효과성 검토

④ a=부적합 원인 결정, b=시정조치 필요성 평가, c=시정조치 효과성 검토, d=시정조치 결과 기록

⑤ a=부적합 원인 결정, b=시정조치 효과성 검토, c=시정조치 필요성 평가, d=시정조치 결과 기록

35. 다음은 예방조치의 절차를 나열한 것이다. 빈칸에 알맞은 내용을 나열한 것은?

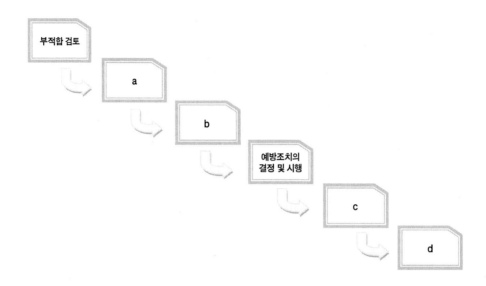

① a=부적합 원인 결정, b=예방조치 필요성 검토, c=예방조치 효과성 검토, d=예방조치 결과 기록

② a=부적합 원인 결정, b=예방조치 효과성 검토, c=예방조치 필요성 검토, d=예방조치 결과 기록

③ a=부적합 원인 결정, b=예방조치 필요성 검토, c=예방조치 결과 기록, d=예방조치 효과성 검토

④ a=예방조치 필요성 검토, b=부적합 원인 결정, c=예방조치 결과 기록, d=예방조치 효과성 검토

⑤ a=예방조치 필요성 검토, b=부적합 원인 결정, c=예방조치 효과성 검토, d=예방조치 결과 기록

3장

위험관리

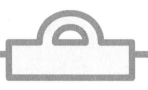

3장

위험관리의 정의와 ISO 14971을 통한
위험관리 내용이 수록되어 있습니다.
문제를 통해서 내용을 숙지하시기 바
랍니다.

1. 다음 의료기기 위험관리를 하기 위한 국제 규격을 고르시오.

① IEC 60601-1:2012
② ISO 14971:2007
③ IEC 62304
④ IEC 62366
⑤ IEC 60825

2. 다음은 위험관리에 대해 설명한 것이다. <u>틀린</u> 것은?

① 국제 규격에서 '위험'이란 위해의 발생 확률과 그 심각성의 조합으로 정의된다.
② 의료기기 품질관리 시스템에는 위험관리가 필수이다.
③ ISO 14971에 따른 위험관리 평가 및 위험 감소 처리 시 위해의 심각성과 발생 확률 요소를 통제함으로써 위험감소를 시킬 수 있다.
④ 위험관리의 목적은 의료기기를 설계함에 있어서 해당 의료기기가 야기할 수 있는 위험 요소를 사전에 파악하는 한편, 이러한 위해 요소를 사전에 차단하여 의료기기의 신뢰성을 높이고 지속적으로 관리하는 노력이라고 볼 수 있다.
⑤ 국내에서는 4등급 의료기기부터 제조 허가 시 위험관리 보고서를 제출하도록 의무화하고 있고, 3등급부터는 심사원의 평가에 따라서 위험관리 보고서 검토가 이루어진다.

3. 다음 의료기기 제조에 위험관리를 적용하지 않는 국가를 <u>모두</u> 고르시오.

---

a. 캐나다(CMDCAS)

b. 미국(FDA)

c. 유럽(CE)

d. 한국(MFDS)

e. 일본(JPAL)

---

① a, b, c

③ d

⑤ a, d

② a, b, c, d, e

④ 없다(모두 적용한다).

4. 국제 규격 ISO 14971:2007과 EN ISO 14971:2012와의 차이점을 맞게 서술한 것을 <u>모두</u> 고르시오.

① ISO 14971:2007에서는 경미한 위험이라도 위험평가 및 위험 통제 등 위험관리를 해야 한다고 규정되어 있다.

② EN ISO 14971:2012는 ALARP 영역 존을 인정한다.

③ ISO 14971의 6.2에서 정의하는 세 가지 통제안(설계에 의한 고유의 안전성, 의료기기 자체 또는 제조 공정에서의 예방조치, 안전성에 관한 정보)을 가능한 모두 적용해야 한다고 정의하고 있다.

④ EN ISO 14971:2012의 위험 통제 안에서 가능하면 '설계에 의한 고유의 안정성'을 확보하는 대안을 최우선으로 적용해야 한다.

⑤ EN ISO 14971:2012에서는 모든 잔여 위험을 사용자에게 알려야 하고, 이를 통해 잔여 위험을 줄여야 한다고 규정되어 있다.

5. 국제 규격 ISO 14971 규격 위험관리와 병용해서 사용할 수 <u>없는</u> 규격은?

① IEC 60601-1(전기적 안전성)

② ISO 26262

③ IEC 62304

④ ISO 13485

⑤ IEC 10993

6. 다음은 위험 분석 기법에 대해 설명한 것이다. 해당 분석 기법을 고르시오.

> • 주로 개별적인 부품의 고장 형태의 결과를 체계적으로 식별 및 평가하는 정성적인 기법이다.
> • 이는 "만일 … 이라면 출력으로 발생하는 것은 무엇인가?"라는 식의 질문을 사용한 귀납적인 기법이다. 부품들을 한 번에 하나씩 분석하여 일반적으로 단일 고장 상태를 파악한다.
> • 주어진 품목에 대하여 다른 부품이나 시스템에 영향을 미치는 모든 고장 유형을 분석하는 근본적인 위험성 규명 및 빈도 분석 기법

① 사상나무 분석(FTA)

② 위해 요인 및 운용성 연구(HAZOP)

③ 예비 위해 요인 분석(PHA)

④ 결함 나무 분석(FTA)

⑤ 고장모드 영향 분석(FMEA)

7. 다음 그림 빈칸은 의료기기 위험관리 절차이다. 빈칸에 알맞은 절차로 묶인 것을 고르시오.

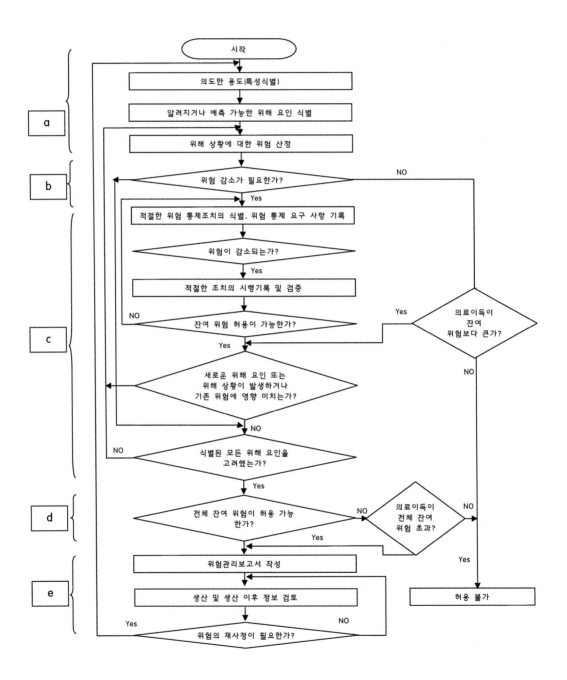

① a=위험 분석, b=위험 통제, c=위험 평가, d=생산 및 생산 후 정보, e=잔여 위험 평가

② a=위험 분석, b=위험 평가, c=위험 통제, d=잔여 위험 평가, e=생산 및 생산 후 정보

③ a=위험 분석, b=위험 통제, c=위험 평가, d=잔여 위험 평가, e=생산 및 생산 후 정보

④ a=위험 분석, b=위험 평가, c=위험 통제, d=생산 및 생산 후 정보, e=잔여 위험 평가

⑤ a=위험 평가, b=위험 분석, c=위험 통제, d=잔여 위험 평가, e=생산 및 생산 후 정보

8. 다음은 각 위험관리 절차에 대해서 설명한 것이다. 맞게 설명한 것을 <u>모두</u> 고르시오.

---

a. 위험 분석: 의도된 용도 및 의료기기의 안전성과 관련된 특성들의 식별과 다양한 위해 요인을 식별한다.

b. 위험 산정: 식별된 위험을 통해 위험도를 산정한다.

c. 위험 평가: 식별된 위험을 감소시킬 필요성이 있는지 확인하고 감소시킬 필요성이 있는 경우 위험/이득 분석을 실행한다.

d. 위험 통제: 위험/이득 분석을 참고하여 위험 통제를 실시한다. 위험 통제 후 잔여 위험이 있다면 사전에 분석된 위험/이득 데이터와 비교해서 잔여 위험 허용 가능성 평가를 한다.

e. 생산 및 생산 이후 위험관리: 제품 생산 및 생산 이후에도 위험정보를 지속적으로 수집, 검토하기 위한 시스템을 마련하고 모니터링한 자료를 분석하여 위험관리보고서를 정기적 또는 수시로 갱신한다.

---

① a, b, c, d, e

② a, b, c, d

③ a, b, e

④ b, c, d

⑤ b, d, e

9. 다음은 위험 통제 조치의 사례를 보여 준 것이다. 제품별 위험 통제 조치에 대한 적절한 내용으로 묶인 것을 고르시오.

제품/특성	기기	위해 요인	위해 상황	위해	안전 설계	제조 공정상 통제 또는 안전성	안전 정보 제공
일회용 의료 기기	카테터	생물학적 오염 (교차)	재사용으로 인한 오염 및 감염	피부 알레르기	a	최초 사용 후 명확한 표시	재사용에 대한 경고 및 재사용으로부터 발생 가능한 부정적 결과에 대한 경고
소프트웨어	환자 기록 관리	잘못된 데이터	사용자 입력 시 잘못된 데이터 입력	오진으로 인한 위해 (화상, 약물 오용 등)	완결성 높은 소프트웨어	b	사용자에 대한 화면상 경고
수술기	레이저 수술기	잘못된 시술 파라미터	치료 시 의도치 않은 높은 레이저 출력 발생	c	파일 전성 시 파라레터 데이터 손상 없도록 통신 및 데이터 베이스 구조 변경	검사 시 데이터 파라메터 확인 및 출력 파워 측정 진행	d

① a=검사 합계의 사용, b=사용자에 화면상 경고, c=화상, d=사용자에 화면상 경고
② a=검사 합계의 사용, b=사용자에 화면상 경고, c=감전, d=사용자에 화면상 경고
③ a=사용 후 자체 소멸, b=검사 합계의 사용, c=화상, d=사용자에 화면상 경고
④ a=사용 후 자체 소멸 , b=검사 합계의 사용, c=감전, d=절차서 개정
⑤ a=사용 후 자체 소멸 , b=검사 합계의 사용, c=화상, d=절차서 개정

10. 다음은 위험관리 파일에 대해서 설명한 것이다. **틀린** 것은?

① 위험관리에서 생성되는 기록 및 기타 문서들을 위험관리 파일이라고 한다.

② 위험관리 파일은 위험관리 절차서, 계획서, 보고서, FMEA 보고서 등의 형태로 구성된다.

③ 위험관리 파일은 한 번 작성 후 위험관리 시스템에 따라 생산 및 생산 후 정보를 모니터링하고, 새롭게 발생하는 위험 식별, 분석, 평가, 통제 절차를 진행해야 한다.

④ ISO 14971 물론 ISO 13485 국제 규격 등 GMP 기준에서 어느 정도의 주기로 위험관리 파일을 갱신해야 하는지에 대해 정해져 있지 않다.

⑤ 위험관리 계획서의 갱신 차수 및 시기와 위험관리 보고서의 갱신 차수 및 시기가 동일해야 한다.

11. 다음 위험관리 용어에 대한 설명이다. 맞는 것을 고르시오.

① Risk estimation: 위해의 발생 가능성과 그 위해의 심각성의 값을 정하기 위해 사용되는 과정

② Hazard: 사람의 건강에 대한 물리적 상해나 손상, 또는 재산이나 환경에 대한 손상

③ Hazard situation: 위해의 잠재적 발생 원천

④ Risk assessment: 위해 요인을 식별하고 위험을 산정하기 위해 가용 정보를 체계적으로 사용하는 것

⑤ Risk evaluation: 위험을 분석, 평가, 통제하고 모니터링하는 업무에 대한 관리 정책, 절차 및 실무의 체계적 적용

[12~14] 다음 보기를 참고해서 아래 문항에 대해 답하시오.

〈보기 1〉 위험 사정

Risk	Hazard	Severity	Frequent	RISK
Risk 1	세균으로 인한 위해	2	4	a
Risk 2		2	1	b
Risk 3	화상으로 인한 위해	4	2	c
Risk 4		1	4	d
Risk 5	감전으로 인한 위해	5	3	e
Risk 6		5	4	f

〈보기 2〉 위험 Matrix

발생빈도	심각도	무시할 만한	경상	중상	심각한 중상	사망
		1	2	3	4	5
자주	5	5	10	15	20	25
가능	4	4	8	12	16	20
가끔	3	3	6	9	12	15
드물게	2	2	4	6	8	10
불가능한	1	1	2	3	4	5

12. 다음 제품 위험에 따라서 위험 분석을 한 내용이다. ISO 14971:2007 기준에 따라서 위험 산정을 올바르게 한 것을 고르시오.

① a=2, b=1, c=8, d=4, f=2, e=1

② a=8, b=2, c=8, d=4, f=15, e=20

③ a=4, b=2, c=8, d=4, f=5, e=5

④ a=4, b=2, c=8, d=4, f=15, e=20

⑤ a=8, b=2, c=8, d=4, f=5, e=5

13. 문항에서 위험 산정을 한 데이터에서 필수적으로 위험 통제를 해서 감소시켜야 하는 위험의 개수는?

① 0

② 1

③ 2

④ 3

⑤ 4

14. 실용-합리성 경제적인 부분을 고려한 위험관리가 필요한 영역의 위험 개수는?

① 0
② 1
③ 2
④ 3
⑤ 4

15. 전체 잔여 위험의 허용 가능성 평가를 위해서 보기와 같은 질문을 통해 최종 점검을 할 수 있다. 맞는 것으로 묶인 것은?

> a. 모든 위험관리 조치를 구현 및 검증한 이후에 전체적인 잔여 위험을 허용할 수 있는지에 대한 여부
> b. 위험을 허용할 수 없다면, 전체적인 잔여 위험을 과대평가하고 있는지를 결정하기 위하여 의도된 사용/의도된 사용 목적의 의학적 이점들에 관한 데이터와 문헌을 수집하고 검토하는 사항의 여부
> c. 동등성 제품의 위해 사례 또는 사용자 적합성의 총괄 테스트 결과를 통해 전체적인 잔여 위험을 허용할 수 있는지에 대한 여부
> d. 의학적 증거들이 의학적 이득이 전체적 잔여 위험을 증가하는 사실을 지지하는지 여부

① a, b, c
② a, b, d
③ b, c, d
④ b, c
⑤ a, b, c, d

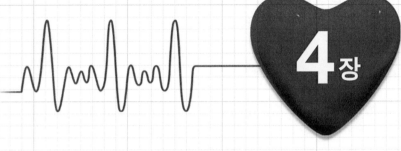

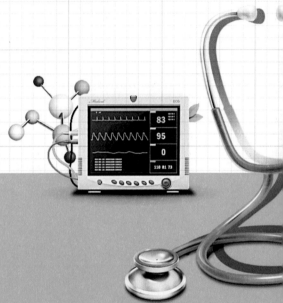

4장

밸리데이션
총론

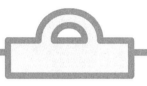

4장

공정 밸리데이션, 소프트웨어 밸리데이션에 대한 내용이 수록이 되어 있습니다. 문제를 통해서 내용을 숙지하시기 바랍니다.

1. 다음은 밸리데이션에 대해서 설명한 것이다. **틀린** 것은?

① 밸리데이션의 정의는 WHO-GMP에서는 '어떤 조작, 공정, 기계 설비, 원재료, 동작 또는 시스템이 실제로 기대되는 결과를 얻는다는 것을 검증하고 문서화하는 행위'라고 한다.

② 공정 밸리데이션이란 공정이 사전에 규정된 시방을 충족시키는 결과나 제품을 지속적으로 유지한다는 객관적인 증거를 수립하는 것이다.

③ 설계 밸리데이션은 의도된 사용에 부합함을 객관적인 증거로서 확보하는 것이라고 정의한다.

④ 제품의 품질을 보증하기 위해서는 '제품을 밸리데이션된 시험, 검사 방법에 따라 시험하여 규격에 적합할 것', '신뢰성 있는 공정에서 제조되고 있을 것'이라는 두 가지 조건을 만족해야 한다.

⑤ 밸리데이션을 실시함으로써 직·간접적인 원가 절감이 가능하다.

2. 아래 보기에 설명한 밸리데이션은?

> 공정의 변경 또는 제조 작업 환경에 변화가 있는 경우에 공정의 성질과 제품의 품질에 나쁜 영향을 미치지 않는다는 것을 확인하기 위해 실시한다.

① Retrospective validation

② Revalidation

③ Prospective validation

④ Ongoing validation

⑤ Test method validation

3. 다음의 그림은 GHTF의 Process validation Guidance에서 어떤 공정에 대해서 밸리데이션을 실행할 것인지 결정하는 흐름도이다. 다음은 공정 밸리데이션 결정 흐름도에서 빈칸에 적절한 절차는?

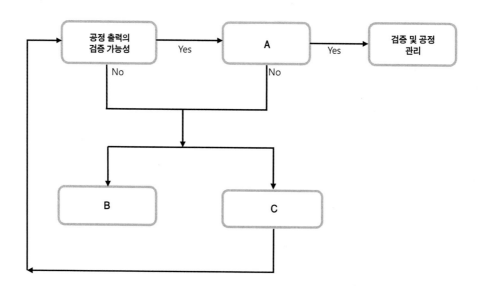

① A=검증의 충분성·비용 효율성, B=유효성 확인, C=제품 및 또는 공정의 재설계
② A=공정의 위험 분석, B=유효성 확인, C=제품 및 또는 공정의 재설계
③ A=공정의 위험 분석, B=제품 및 또는 공정의 재설계, C=유효성 확인
④ A=검증의 충분성·비용 효율성, B=제품 및 또는 공정의 재설계, C=유효성 확인
⑤ A=검증의 충분성, 비용 효율성, B=유효성 확인, C=공정의 위험 분석 및 위험 통제

4. 반드시 밸리데이션에 필요한 공정을 <u>모두</u> 고르시오.

> a. 멸균 공정
> b. 수동 절단 공정
> c. 색상, 혼탁도, 용액의 산도(pH) 측정
> d. 도금 공정
> e. 클린룸의 공조 상태
> f. PCB 육안 검사

① a, b, c, d, e, f

② a, b, c

③ b, c, e

④ a, c, d

⑤ a, d, e

5. 아래 보기에 해당하는 문서는 무엇인가?

> 이 문서는 해당 제품 또는 회사 전체 공정의 밸리데이션 활동을 종합적으로 정리 및 계획한 문서다. 이 문서에 밸리데이션의 목적과 적용범위를 명확히 언급하고, 밸리데이션이 되어야 할 공정, 밸리데이션 추진 사항, 재밸리데이션의 시기 등을 명시한다.

① PVP

② VMP

③ SOP

④ DMR

⑤ RMP

6. 다음 ISO 13485에서 밸리데이션이 요구되는 컴퓨터 소프트웨어가 <u>아닌</u> 것은?

a. FA 제어용 소프트웨어
b. 소프트웨어 자체 의료기기
c. 포토샵
d. 워드 프로세서 소프트웨어
e. 회계 프로그램
f. PLC 소프트웨어

① a, b, c, d, e, f
② a, b, c
③ b, c, e
④ d, e, f
⑤ c, d, e

[7~9] 이 그림은 공정 밸리데이션 실행 절차를 나타내는 순서도이다. 그림에 대한 각 문항을 푸시오.

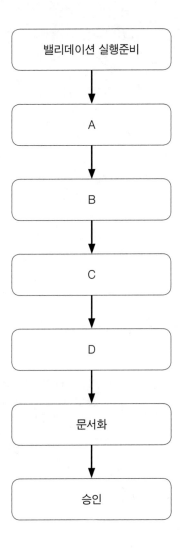

7. 상기 그림에 알맞은 절차는?

① A=OQ , B=IQ, C=DQ, D=PQ

② A=DQ , B=IQ, C=Software validation(해당 경우), D=OQ

③ A=OQ , B=IQ, C=DQ, D=PQ

④ A=IQ , B=OQ, C=Software validation(해당 경우), D=PQ

⑤ A=IQ , B=OQ, C=DQ, D=PQ

8. 아래 설명에 해당하는 절차를 그림에서 고르시오.

성능 적격성 확인 또는 성능 적격성 평가란 "예상 조건하에서 공정이 사전에 결정된 모든 요구 사항에 충족되는 제품을 지속적으로 생산한다는 것을 객관적 증거로 입증하는 활동"이라고 GHTF의 공정 밸리데이션 가이던스에서 정의하고 있다.

① A

② B

③ C

④ D

⑤ 없다

9. 밸리데이션 문서화 시 해당되지 <u>않는</u> 것은?

① 설치 적격성 평가 보고서 작성
② 운전 적격성 평가 보고서 작성
③ 설계 적격성 평가 보고서 작성
④ 성능 적격성 평가 보고서 작성
⑤ 소프트웨어 밸리데이션 보고서(해당 시)

10. 적격성 평가 실행 시 유의 사항에 대해서 설명한 것이다. **틀린** 것은?

① 적격성 평가를 위한 모든 검증/시험은 각 프로토콜에 설명된 절차에 따라 실행해야 하며, 임의로 검증/시험 방법을 변경해서는 안된다.
② 검증/시험은 재현성을 입증하도록 ISO 13485:2016 7.5.6 d항에서 요구한 대로 5회 이상 반복하여 실행한다.
③ 조치의 결과 허용 기준에 부합될 경우, 해당 검증/시험은 'PASS'로 수용되고 일탈은 '종결'된 것으로 처리한다.
④ 검증/시험 결과는 공정 변수의 상한 및 하한치 값의 상태와 가장 최악의 조건이 포함되어야 한다.
⑤ 공정 밸리데이션 수행 중 설비를 보완하거나 공정을 최적화하기 위해 공정변수 등을 조정할 수 없다.

11. 밸리데이션 조직의 구성원은 일반적으로 밸리데이션 책임자, 코디네이터, 프로젝트 책임자, 프로젝트 담당자, 기술 및 엔지니어로 구성할 수 있다. 아래 보기에서 설명하는 역할을 수행하는 담당자는 누구인가?

> 품질 규격 등의 결정에 GMP 및 관련 기준에 대해 조언하고 결정하며 조직 구성원과 협조하여 밸리데이션이 원만하게 진행되도록 조정하고 협력을 유도한다.

① 밸리데이션 책임자
② 코디네이터
③ 프로젝트 책임자
④ 프로젝트 담당자
⑤ 기술 및 엔지니어

12. 다음은 IQ에 대해서 설명한 것이다. <u>틀린</u> 것은?

① 공정의 설비와 보조 시스템 설비의 모든 주요 부분이 의료기기 제조업체가 승인한 규격에 일치하고 설비 공급자의 권고 사항이 적절하게 고려되었다는 것을 객관적 증거로 입증하는 활동
② IQ 실행 목적은 시설 또는 설비가 '승인된 설계 문서', '제작업체의 권고 사항', '사용자의 기준'에 맞게 제작 및 설치되었는지 평가하는 것이다.
③ IQ의 또 다른 목적은 해당 시설 또는 설비의 운전 및 유지관리에 필요한 정보를 확보하는 것이다.
④ IQ 밸리데이션에서 활동들은 밸리데이션 플랜에 따라서 진행되어야 하고 공급자의 공장에서 밸리데이션은 설치 환경이 상이함에 따라서 데이터 오차가 많으므로 설비 인도 후에 진행해야 한다.
⑤ IQ 실험의 평가 방법의 수준은 시설 또는 설비의 특성에 따라 다양하지만, 제작업체의 주장을 그대로 인정하고 받아들이는 것으로는 충분하지 않다.

13. 다음은 소프트웨어 밸리데이션에 대해서 설명한 것이다. 적절치 <u>못한</u> 것을 고르시오.

① 소프트웨어 밸리데이션은 소프트웨어가 사용된 기능에 대한 사용자 요구와 사용 목적이 소프트웨어와 일치함을 객관적인 증거로 입증하는 것으로, 의료기기 소프트웨어 및 자동화 공정 소프트웨어의 품질을 보증하는 데 사용되는 중요한 수단이다.

② 의료기기 소프트웨어의 안전성을 향상시키는 주요 원칙 세 가지는 위험관리, 품질관리, 소프트웨어 엔지니어링이다.

③ 넓은 범위에서 소프트웨어의 밸리데이션은 소프트웨어에 의해 자동화된 의료기기의 성능과 특성에 대하여 모든 요구 사항 및 사용자의 기대 사항이 만족되었는지에 대한 '신뢰의 수준' 문제이다.

④ 식약처에서 발간한 「의료기기 소프트웨어밸리데이션 가이드라인」(2007)에 따라 소프트웨어는 크게 "소프트웨어 자체가 의료기기 또는 의료기기 구성품 또는 부속품으로 사용되는 소프트웨어"와 "자동화 설비 및 품질시스템 운영에 사용되는 소프트웨어" 등으로 나누어질 수 있다.

⑤ 의료기기 소프트웨어 밸리데이션 국제 규격을 기준으로 소프트웨어 밸리데이션의 작성 범위는 소프트웨어 구조적인 설계 방법에 따라서 분류한다.

14. 소프트웨어 밸리데이션을 진행하는 국제 규격은?

① IEC 62366

② IEC 60825

③ IEC 60601-1-2

④ IEC 62304

⑤ IEC 60601-1-8

[15~17] 다음 그림은 소프트웨어 밸리데이션 절차이다. 그림을 보고 아래 문항을 풀어라.

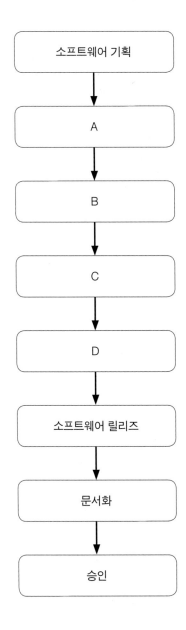

15. 상기 그림에 알맞은 절차는?

① A=소프트웨어 요구 사항 및 수립, B=소프트웨어 상세 설계, C=유닛 테스트, D= 통합 테스트
② A=소프트웨어 요구 사항 및 수립, B=소프트웨어 상세 설계, C=통합 테스트, D= 유닛 테스트
③ A=소프트웨어 요구 사항 및 수립, B=소프트웨어 상세 설계, C=유닛 테스트, D= 시스템 테스트
④ A=소프트웨어 요구 사항 및 수립, B=소프트웨어 아키텍처, C=소프트웨어 상세 설계, D=소프트웨어 검증 및 밸리데이션
⑤ A=소프트웨어 아키텍처, B=소프트웨어 요구 사항 및 수립, C=소프트웨어 상세 설계, D=소프트웨어 검증 및 밸리데이션

16. 아래 설명에 해당하는 절차를 그림에서 고르시오.

> • 소프트웨어 요구 사항을 소프트웨어 구조로 설명하고 소프트웨어 항목을 식별하는 작업
> • 소프트웨어 항목과 소프트웨어 항목 외부의 구성요소 간의 연계성과 소프트웨어 항목 간 연계성을 보여주는 절차

① A
② B
③ C
④ D
⑤ 없다.

17. 소프트웨어 밸리데이션 문서에 해당되지 <u>않는</u> 것은?

① SRS
② SDS
③ SDD
④ VVT
⑤ SOP

18. 다음의 내용은 무엇을 설명하고 있는가?

> 보조 프로그램 기능에 대한 초기 시험과 시스템에서 확인하기 곤란한 기능 검사가 확실히 이루어지는 데 초점을 두고 있다.

① 유닛 시험
② 통합 시험
③ 시스템 시험
④ 화이트 박스 시험
⑤ 블랙 박스 시험

19. 다음은 소프트웨어의 형상관리에 대한 설명으로 적절하지 <u>못한</u> 것은?

① 소프트웨어 형상관리는 '형상항목(Configuration Item)의 완벽성과 정확성 확보를 위해 소프트웨어의 수명 주기에 걸쳐 형상을 적용하는 프로세스'로 정의된다.

② 형상관리의 가장 큰 목적은 변경에 의해 점차적으로 변해 가는 소프트웨어의 형상을 관리하는 것이다.

③ 형상항목의 수명 주기는 크게 6단계이고, 설계 개발, 유닛 시험, 시스템 시험, 위험 분석 및 통제, 기준선 확정, 릴리즈로 나뉜다.

④ 소프트웨어에서 식별과 추적성을 달성할 수 있는 수단이 형상관리이다.

⑤ 형상관리의 목적 중 하나는 현재 형상과 요구 사항의 달성 상태에 대한 완전한 가시성을 문서화하고 제공하는 것이다.

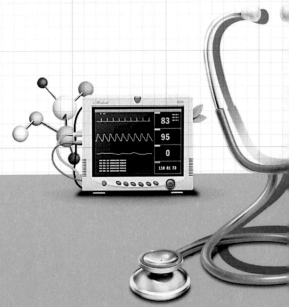

5장

사용적합성

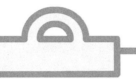

5장

사용적합성 , ISO 62366에 대한 내용
을 수록했습니다. 문제를 통해서 내용
을 숙지하시기 바랍니다.

1. 다음 의료기기 사용적합성에 대한 설명으로 **틀린** 것은?

① 의료기기 사용적합성이란 사용을 용이하게 하여 의도한 사용 환경에서 유효성, 효율성 및 사용자 만족도를 확립하는 사용자 인터페이스의 특성을 의미하며, 안전성을 높이거나 낮출 수 있다.

② 의료기기가 사용하기에 적합한지, 사용자에게 적합한 상태인지를 평가하는 것을 사용적합성 평가라고 한다.

③ Usability Test는 기기를 사용하는 사람을 대상으로 실제 환경을 꾸려 놓고 실사용 시나리오를 부여하여 점검하고 확인하는 방법이다.

④ 의료기기 사용적합성 평가는 Usability 국제 규격에서 3번 이상 테스트를 요구하고 있고, MDD에서는 5번 이상 반복 테스트를 해야 한다고 가이던스에 규정하고 있다.

⑤ 사용적합성 엔지니어링 프로세스는 사용오류를 파악하여 최소화하고 이로 인한 사용 관련 위험을 줄이기 위한 프로세스를 정의해 놓은 것이다.

2. 사용적합성에 대한 국제 규격이다. 맞는 것은?

① IEC 62366-1
② IEC 60825
③ IEC 60601-1-2
④ IEC 62304
⑤ IEC 60601-1-8

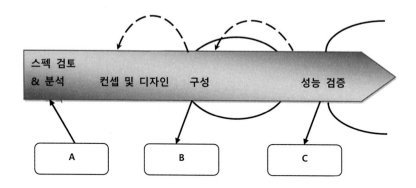

3. 상기 그림의 빈칸에 알맞은 절차는?

① A=사용자 인터뷰, B=Unit test, C=System test

② A=사용자 인터뷰, B=Formative Test, C=Summative Test

③ A=기획 인터뷰, B=Unit test, C=Summative Test

④ A=사용자 인터뷰, B=Summative Test, C=Unit test

⑤ A=기획 인터뷰, B=Summative Test, C=System Test

4. 상기 그림에서 B 절차에 대한 설명으로 맞는 것은?

① 소프트웨어 소스 코드에 기초한 테스트로 코드 실행 전에 오류를 확인할 수 있는 매우 효과적인 방법으로 화이트 박스 시험이라고 알려져 있다.

② 이 테스트는 시험 검사를 맡길 정도의 완성이 가까운 제작 단계에서도 여러 문제점을 찾아낼 수 있는 목적으로 수행한다. 이 테스트의 중요한 목적은 문제점을 찾아내는 것이다.

③ 실사용자를 대상으로 실제 환경을 묘사하여, 사용 시나리오를 부여하는 방식으로 진행하는 테스트이다.

④ IEC 62366-2와 FDA 가이던스에 따르면 이 테스트는 3~5명을 권하고 있으나 이는 Usability Test를 할 때 권고되는 방식이며, 문헌검토 등 특정한 N수를 판단하여 테스트 대상자의 인원수를 결정할 수 있다.

⑤ 최종 사용성 평가라고도 볼 수 있다.

5. 다음은 의료기기 사용적합성 용어에 대해 설명한 것이다. <u>틀린</u> 것으로 묶인 것을 <u>모두</u> 고르시오.

---

a. Alarm condition

경보 상태를 감지하고 그에 마땅하게 경보 신호를 생성하는 의료기기의 부분

b. Close call

사용자가 태스크를 수행하던 중 사용오류를 일으킬 뻔했지만 태스크 시간 안에 사용오류가 일어나지 않도록 제대로 수행하는 경우

c. Adverse Effect

의료기기 사용과 관련하여 환자, 사용자에 경미한 부상

d. Use scenario

특정 사용자가 특정 사용 환경에서 수행한 태스크의 특정 순서 및 그에 따른 의료기기의 반응

e. Abnormal Use

제조자의 의도 또는 사용자의 예상과 다른 결과를 야기하는 의료기기를 사용하는 동안의 사용자 행위 또는 사용자 행위 생략

---

① a, b, c, d
② a, b, c
③ b, c, d
④ a, c, e
⑤ b, d, e

6. 잠재적 사용오류를 파악하기 위해서 사용하는 방법을 <u>모두</u> 고르시오.

---

a. 지식 테스트 조사

b. 태스크 분석

c. 위험 분석

d. 기능 분석

e. 알려진 문제 파악 분석

---

① b, c, e   ② a, b, c

③ b, c, d   ④ a, c, e

⑤ b, d, e

7. 다음 사용적합성 엔지니어링 파일에 해당되는 것을 <u>모두</u> 고르시오.

---

a. 의료기기 사용적합성 엔지니어링 수행 계획 요약

b. 의료기기 위험관리 계획서

c. 위해 요인 관련 사용 시나리오와 선택 이유

d. 초기 사용성 평가 자료 요약

e. 총괄 평가 자료 요약

---

① a, b, c, d, e   ② b, c, d, e

③ a, c, d, e   ④ a, b, c, d

⑤ a, b, c, e

8. 다음 그림은 의료기기 사용적합성 테스트 흐름도이다. 빈칸에 알맞은 절차는?

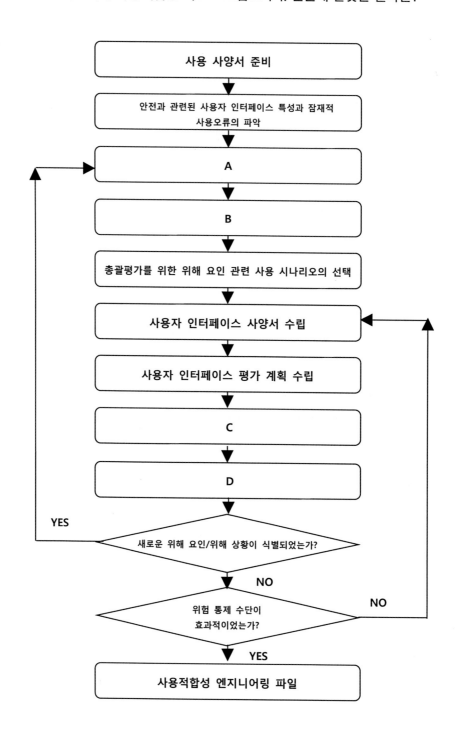

① A=알려져 있거나 예측 가능한 위해 요인과 위해 상황 파악

　B=위해 요인 관련 사용 시나리오의 파악 및 설명

　C=사용자 인터페이스 설계 구현 및 총괄평가 수행

　D=사용자 인터페이스 설계 구현 및 형성평가 수행

② A=위해 요인 관련 사용 시나리오의 파악 및 설명

　B=알려져 있거나 예측 가능한 위해 요인과 위해 상황 파악

　C=사용자 인터페이스 설계 구현 및 총괄평가 수행

　D=사용자 인터페이스 설계 구현 및 형성평가 수행

③ A=알려져 있거나 예측 가능한 위해 요인과 위해 상황 파악

　B=위해 요인 관련 사용 시나리오의 파악 및 설명

　C=사용자 인터페이스 설계 구현 및 형성평가 수행

　D=사용자 인터페이스 설계 구현 및 총괄평가 수행

④ A=알려져 있거나 예측 가능한 위해 요인과 위해 상황 파악

　B=사용자 인터페이스 설계 구현 및 형성평가 수행

　C=위해 요인 관련 사용 시나리오의 파악 및 설명

　D=사용자 인터페이스 설계 구현 및 총괄평가 수행

⑤ A=알려져 있거나 예측 가능한 위해 요인과 위해 상황 파악

　B=사용자 인터페이스 설계 구현 및 형성평가 수행

　C=사용자 인터페이스 설계 구현 및 총괄평가 수행

　D=위해 요인 관련 사용 시나리오의 파악 및 설명

The end.

수고하셨습니다. 모두 좋은 결과 있으시길 바랍니다.

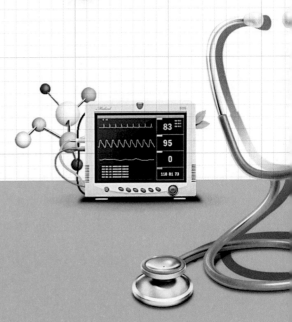

정답과 해설

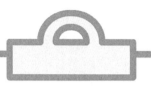

정답과 해설

문제에 대한 답변과 해설을 수록했습니다. 앞에서 풀어 본 문제에 대한 해설을 보고 시험 전에 내용을 완벽하게 이해하시기 바랍니다.

의료기기 GMP의
개념과 필요성

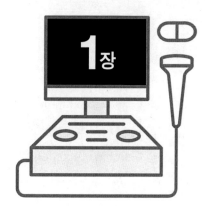

문제	답	문제	답	문제	답	문제	답	문제	답
1	①	6	②	11	①	16	③	21	⑤
2	③	7	④	12	⑤	17	③	22	④
3	②	8	①	13	⑤	18	②	23	②
4	③	9	⑤	14	③	19	④		
5	④	10	①	15	③	20	②		

1. GMP의 약자에 대해서 올바르게 명시한 것을 고르시오.

① Good Manufacturing Practice

② Good Manufacturing Process

③ Good Management Practice

④ Good Management Process

⑤ '①~④'에 맞는 내용 없음

📖 ① GMP는 'Good Manufacturing Practice'의 약자로 의료기기의 안전성 및 유효성을 보증하기 위한 최소한의 기준을 정한 것이다.

2. 아래 보기는 GMP의 개념에 대해 설명한 것이다. 틀린 것을 고르시오.

① 의료기기의 개발에서부터 원, 부자재 구입, 제조, 검사, 포장, 설치, 보관, 출하 그리고 클레임이나 반품 및 사용 후 폐기에 이르기까지 의료기기의 전 수명 주기에 걸쳐 안전성과 품질보증을 위해 준수하여야 할 것을 규정하고 있는 품질 경영시스템 규격 중 하나이다.

② 의료기기 업체가 생산, 판매하는 의료기기가 안전하고, 유효하며, 의도된 용도에 적합한 품질로, 일관성 있게 제조, 판매됨을 보장할 수 있는 품질 경영 시스템을 수립하기 위한 최소한의 요구 조건

③ GMP는 'Good manufacturing Practice'의 약자로 의료기기의 안전성 및 유효성을 보증하기 위한 최대한의 기준을 정한 것이다.

④ 의료기기는 사람의 생명 또는 건강을 직접적으로 다루는 특성 때문에 의료기기 GMP가 추구하는 목적은 첫째, 작업자나 관리자가 일으키는 착오나 혼동 등 실수를 최소화하고, 둘째, 세균이나 이물질에 의해 의료기기가 오염되거나 검증되지 않은 원자재 및 공정변수로 인해 품질이 변하는 일이 없도록 하는 것이다.

⑤ GMP의 목적을 달성하기 위하여 위험성을 제거하도록 제품을 설계하고, 구조나 설비를 어떻게 선정하고, 어떤 방법으로 제조하고 설치 및 유지·보수할 것인가를 규정한다.

🔒 ③ GMP는 Good manufacturing Practice'의 약자로 의료기기의 안전성 및 유효성을 보증하기 위한 최소한의 기준을 정한 것이다.

3. 보기 중 의료기기에 요구되는 사항을 모두 고르시오.

a. 유효성 확보
b. 안정성 확보
c. 효율성 확보
d. 안전성 확보

① a, b, c
② a, b, d
③ b, c, d
④ a, c, d
⑤ a, b, c, d

🔒 ② 의료기기 요구 사항은 안전을 우선시하므로 효율성은 적절하지 않다.

4. 우리나라(한국)의 GMP 기준의 기반이 되는 품질시스템을 고르시오.

① BGMP

② CGMP

③ ISO 13485

④ CAMCAS

⑤ MDSAP

🔲 ③ 국내 의료기기 제조 및 품질관리 기준은 ISO 13485 기반으로 제정되었다.

5. 국내 GMP 심사에 해당되지 않는 것은?

① 최초 심사

② 변경 심사

③ 추가 심사

④ 미고지 심사

⑤ 정기 심사

🔲 ④ 미고지 심사는 주로 유럽 CE에 사용되는 심사 및 용어로 원어로, 'Unannouced audit'라고 한다.

6. GMP 심사별로 설명한 것이다. 옳은 것은?

> a. 수출용 의료기기 및 1등급 의료기기, 임상용 의료기기는 정기 심사를 강제하지 않는다.
> b. 정기 심사는 적합성 인정을 받은 적이 없거나, 적합성 인정을 받더라고 제조 공정 위탁계약 변경 등으로 제조 의뢰자-제조자 정보가 변경되는 경우 실행한다.
> c. 정기 심사는 GMP 고시에 따라 2년마다 1회 받아야 하는 GMP 적용 실적에 대한 정기적 심사이다.
> d. 정기 심사는 적합인정서 유효기간 만료 90일 이전에 신청해야 한다.

① a, b
② a, c
③ b, d.
④ b, c
⑤ a, d

📖 ② b는 최초 심사를 의미하고, c의 정기 심사는 3년마다 1회 심사를 받아야 한다.

7. 의료기기 GMP 심사기관이 아닌 곳은?

① KTR
② KCL
③ KTL
④ KCTL
⑤ KTC

📖 ④ 의료기기 GMP 가능 심사 기관은 KTR, KCL, KTL, KTC, TUV SUD Korea, TUV Rheinland Korea이다.

8. 다음 표는 국내 GMP 심사별 심사 주체를 표시한 것이다. a, b, c, d, e, f의 내용이 맞는 것을 고르시오.

구분	등급	최초 심사	추가 심사	변경 심사	정기 심사
제조	2등급	a	단독	d	단독
	3등급	b	합동	e	합동
	4등급	c	합동	f	합동

① a=단독, b=합동, c=합동, d=단독, e=합동, f=합동

② a=단독, b=단독, c=합동, d=단독, e=합동, f=합동

③ a=단독, b=단독, c=단독, d=합동, e=합동, f=합동

④ a=단독, b=단독, c=단독, d=단독, e=단독, f=합동

⑤ a=단독, b=합동, c=합동, d=합동, e=합동, f=합동

답 ① a=단독, b=합동, c=합동, d=단독, e=합동, f=합동

9. 하기 표는 제품 등급별 심사 방법을 명시한 것이다. a, b, c, d, e, f의 내용이 맞는 것을 고르시오.

구분	등급	최초 심사	추가 심사	변경 심사	정기 심사
수입	2등급	a	서류	d	현장, 서류
	3등급	b	서류	e	현장, 서류
	4등급	c	서류	f	현장, 서류

① a=서류, b=서류, c=현장, 서류, d=서류, e=서류, f=현장, 서류

② a=서류, b=현장, 서류, c=현장, 서류, d=서류, e=현장, 서류 f=현장, 서류

③ a=서류, b=현장, 서류, c=현장, 서류, d=현장, 서류, e=서류, f=현장, 서류

④ a=현장, 서류, b=현장, 서류, c=현장, 서류, d=서류, e=서류, f=현장, 서류

⑤ a=현장, 서류, b=현장, 서류, c=현장, 서류, d=현장, 서류, e=현장, 서류, f=현장, 서류

🔑 ⑤ a=현장, 서류, b=현장, 서류, c=현장, 서류, d=현장, 서류, e=현장, 서류

10. GMP 적합성 심사 신청 서류 작성 시 제조 및 품질 관련 업무에 종사하는 총 종업원의 수에 대한 설명 중 맞게 서술된 것은?

① 의료기기 제조 및 품질관리에 직·간접적으로 관련된 업무 종사자를 모두 포함한 인력의 수

② 회사에서 관리되는 총 인원수

③ 영업소 인력은 제외해도 된다.

④ 심사 제품에 관련이 없는 부설연구소의 인력도 포함되어야 한다.

⑤ 행정관리 부서는 제조 및 품질관리와는 연관이 없기 때문에 제외한다.

🔑 ① 의료기기 제조 및 품질관리에 직·간접적으로 관련된 업무 종사자를 모두 포함한 인력의 수

11. GMP 정기 심사를 신청할 경우 대표 품목을 선정하여야 한다. 기준 요건에 해당하는 것은?

① 제조소의 제품 최상위 등급 품목 중에서 생산 또는 수입량이 많은 품목
② 제조소의 제품 최상위 등급 품목 중에서 판매량이 많은 품목
③ 제조소의 판매량이 많은 품목
④ 제조소의 생산 또는 수입량이 많은 품목
⑤ 제조소의 최근에 허가 받은 품목 중에 생산량이 많은 품목

🖪 ① 제조소의 제품 최상위 등급 품목 중에서 생산 또는 수입량이 많은 품목

12. GMP 적합성 심사 신청 구비 서류 중 해당되지 않는 것은?

① 주요 공급업체명 및 업무 범위
② 다른 인증 기관으로부터 받은 실사 결과 자료
③ 품질 매뉴얼
④ 대표 품목의 생산 및 서비스 제공 프로세스에 대한 유효성 확인 요약 자료
⑤ 대표 품목의 제품 출하 성적서 및 출고 기록

🖪 ⑤

13. 제품 표준서에 포함되어야 하는 사항을 나열한 것이다. 이 중 <u>틀린</u> 것은?

① 제품에 대한 모양 및 구조

② 원자재 및 원재료의 규격

③ 제조 방법, 멸균 제조 방법, 품질관리 시험 규격

④ 사용 기한, 포장 및 표시 기재 사항이 있는 문서

⑤ 소프트웨어 밸리데이션 및 사용적합성 작성 계획

🔒 ⑤ 제품 표준서에 들어가야 할 내용은 아래와 같다.

1) 모양 및 구조

2) 원자재 및 원자재의 규격

3) 제조 방법

4) 품질관리 시험 규격

5) 사용 기한

6) 포장 및 표시 기재 사항

14. 다음 보기에 '( )'에 맞는 기간을 고르시오.

> 정기 심사의 경우 GMP 적합인정서에 기재된 유효기간이 만료되는 날로부터 ( )일 전
> 까지 품질관리심사기관으로 정기 심사를 신청해야 한다. 이때, 현장조사 희망일을 선정하
> 여 신청할 수 있는데 이때 현장조사 희망일은 유효기간 만료 ( )일 전으로 확정하여 신
> 청한다.

① 60, 20

② 60, 30

③ 90, 20

④ 90, 30

⑤ 30, 10

🔖 ③ 정기 심사의 경우 GMP 적합인정서에 기재된 유효 기간이 만료되는 날로부터 90일 전까지 품질관
리 심사기관으로 정기 심사를 신청해야 하고. 이때 현장조사 희망일을 선정하여 신청할 수 있는데,
이때 현장조사 희망일은 유효 기간 만료일 20일 전으로 확정하여 신청한다.

15. 다음 보기에 정기 심사 신청 시기 및 심사지연에 따른 판매중지 유예조치에 맞지 않
는 것을 고르시오.

① 유효기간 만료일 90일 전 신청은 역에 의한 계산으로 산정하고 민원 신청 이후는
근무일 기준(토, 공휴일 제외)으로 계산한다.

② 유효기간 만료일 30일 이전에 심사 결과가 판정된 경우에는 적용하지 않는다.

③ 심사 결과 판정이 '보완' 또는 '부적합'인 경우 즉시 판매중지가 적용되며, 판매중
지 유예조치는 적용되지 않는다.

④ 해당 제조소가 위해 우려 제조소일 경우, 판매 중 유예조치는 적용하지 않는다.

⑤ 유효기간 만료일 이후 심사 결과가 판정된 경우, 만료일부터 심사 결과 판정일까지 기간은 판매중지 유예조치를 적용한 것으로 보며, 심사 결과 판정일로부터 30일간 추가 유예조치를 적용하지 않는다.

🔖 ③ 심사 결과 판정이 '보완'일 경우에는 유예조치는 적용하지만 '부적합'인 경우는 즉시 판매중지를 적용한다.

16. GMP 현장 심사 절차를 나열한 것이다. 해당 사항이 아닌 것은?

① 시작 회의: 의료기기 GMP 심사에 참여하는 피심사자와 의료기기 감시원 및 품질심사원을 소개, 심사 범위 및 목적 확인, 심사 일정 및 절차에 대한 설명, 기타 심사 시 의문 사항 및 주의 사항 등을 논의한다.

② 심사 계획: 피심사자와 미팅을 통해 현장 및 규격을 고려해서 심사 계획서를 작성한다.

③ 심사: 심사 계획서에 따라 현장조사를 실시한다.

④ 심사단 종합평가회의: 의료기기 감시원 및 품질심사원으로 구성된 심사단 회의를 통해 심사 결과를 협의 및 정리한다.

⑤ 종결 회의: 심사단은 심사 관찰 사항 및 보완 사항에 대하여 제조·수입업체 대표자, 품질책임자 등에게 설명한다. 이때, 의료기기 적합성 인정 등 심사표를 작성한다.

🔖 ③ 심사 계획은 심사 전 제조사에서 GMP 심사 접수 후 품질관리 심사기관과 지방청에서 진행하는 절차이고, '예비 검토, 심사일 협의, 심사원 선정' 등을 한다.

17. 하기에는 GMP 심사 결과 지적 사항에 대한 조치에 대해서 명시한 것이다. <u>틀린</u> 것은?

① GMP 심사 결과 보완이 필요한 사항이 있는 경우 품질관리 심사기관은 통상 30일 이내 기간을 정하여 보완하여 제출할 것을 문서로 요구한다.

② 심사 결과 보완연장은 2회에 걸쳐 가능하고 제조사가 처한 상황에 따라서 추가 보완연장이 가능하다.

③ 보완연장에 대한 기한은 협의하여 정할 수 있다.

④ 보완기한 만료 시 품질관리 심사기관은 10일의 기간을 지정하여 보완 독촉한다.

⑤ 신청이 보완기한까지 보완결과를 미제출 시 부적합으로 판정하고 즉시 지방 식약청장에게 보고한다.

🗒 ③ 심사 결과 보완 기간 연장은 2회에 걸쳐 가능하고 추가 보완 연장은 없다.

18. 회사에서 의료기기 GMP시스템의 유지 및 관리를 위해 최고 경영자를 대리하여 의료기기 제도 전반에 걸쳐 중요한 역할을 하는 품질책임자에 대해서 나열한 것이다. 맞는 것을 모두 고르시오.

> a. RA 담당자 또는 대표자의 경우 품질책임자를 겸임할 수 있다.
> b. 제조업자가 수입업을 겸하는 경우 제조업체의 품질책임자가 수입업체의 품질책임자를 겸임할 수 있다.
> c. 품질책임자가 공석이 된 경우 해당 업체는 3개월 이내에 자격이 있는 다른 사람을 품질책임자로 변경하여 지정해야 한다.
> d. 품질책임자는 의료기기법이 정한 바에 따라서 매년 1회 이상 정기적인 관련 교육을 받아야 한다.
> e. 품질책임자를 지정하지 않은 경우 벌금 및 과태료 또는 제조, 수입 업무 정지 등의 행정 처분을 받게 된다.
> f. 품질책임자 인정 교육을 받지 않은 자가 품질책임자로 선임되었을 때 품질책임자로 근무를 시작한 날부터 3개월 이내에 품질책임자 교육을 받아야 한다.

① a, b, c, e, f   ② a, b, d, e, f

③ a, b, c, d, f   ④ a, b, c, d, e

⑤ a, b, c, d, e, f

답 ② 품질 책임자가 공석이 된 경우 해당 업체는 30일 이내에 자격이 있는 다른 사람을 품질책임자로 변경하여 지정해야 한다.

19. 품질책임자의 자격을 나열한 것인데, 틀린 것을 모두 찾으시오.

> a. 의료기기 관련 분야 학사 학위를 취득한 사람으로 의료기기 제조, 수입업체에서 1년 이상 품질관리 업무에 종사한 경력이 있는 사람
> b. 전문 대학 졸업자로서 의료기기 관련 분야를 전공하고 의료기기 제조, 수입업체에서 2년 이상 품질관리 업무에 종사한 경력이 있는 사람
> c. 의료기기 관련 분야 외에 고등학교, 고등기술학교 졸업자로서 의료기기 제조·수입업체에서 3년 이상 품질관리 업무에 종사한 경력이 있는 사람
> d. 의료기기 관련 분야의 산업수요 맞춤형 고등학교 졸업자로서 의료기기 제조·수입업체에서 3년 이상 품질관리 업무에 종사한 경력이 있는 사람
> e. 학력과 상관없이 의료기기 제조·수입업체에서 5년 이상 품질관리 업무에 종사한 경력이 있는 사람

① a   ② a, b

③ b, c, d   ④ d

⑤ 모두 틀림

답 ④

- a: 의료기기 관련 분야 학사의 경우는 경력과 무관하게 품질책임자가 가능하다.

- b: b의 경우, 1년 이상의 경력이 필요하다.

- c: c의 경우, 5년 이상의 경력이 필요하다.

- d: 맞다.

- e: e의 경우, 6년 이상의 경력이 필요하다.

20. 품질책임자의 직무에 대해 나열한 것이다. 틀린 것을 모두 고르시오.

> a. 종업원의 위생 상태를 점검하고, 종업원에게 품질 우수한 의료기기의 생산, 수입에 필요한 교육, 훈련을 제공하는 업무
> b. 의료기기법 시행 규칙 및 의료기기 제조 및 품질관리 기준에 따라 의료기기를 제조하도록 표준작업지침서 작성 및 작성된 표준작업지침서에 따라 의료기기를 제조하도록 하는 업무
> c. 제조소의 품질관리 결과를 평가하고 제품의 출하 여부 결정
> d. 의료기기 제조 및 품질관리 기준에 따라 제품의 안전성, 유효성 검증 자료를 작업하는 업무
> e. 의료기기법 시행 규칙 및 의료기기 제조 및 품질관리 기준에 따라 품질 방침 및 품질 목표 수립

① a, b, c   ② d, e

③ a, b, d   ④ c, d, e

⑤ 모두 틀림

🗒 ② d는 현장 실무자의 역할이고, e 품질 방침은 최고 경영자의 의무이다.

21. ISO 13485:2003년판과 ISO 13485:2016년판의 큰 차이를 나열한 것이다. 해당하지 않는 것은?

① 국제화된 '규제 요구 사항'에 중점
② 품질시스템 전반에 걸친 '위험관리' 적용
③ 품질관리시스템 소프트웨어, 공정관리 소프트웨어 등에 대한 소프트웨어 밸리데이션 요구
④ 구매 제품의 위험을 기초로 하여 적절한 구매 제품 검사는 협력업체의 평가를 기반으로 할 것
⑤ 임상의 안전성 및 유효성 증명에 대한 절차 강화

🗒 ⑤ 임상의 안전성 및 유효성 증명에 대한 절차 강화는 해당 사항이 아니다.

22. 다음 표는 주요 국가별 GMP 심사 주기, 심사기관, 심사 방법을 명시한 것이다. 맞는 것을 모두 고르시오.

a. 한국은 식약처와 품질관리 심사기관에서 3년 1회 정기 심사를 한다. 또한, 1등급 제품의 경우 GMP 심사 제외 대상이다.

b. 미국은 FDA 규제 업무 국의 지역관리부의 심사위원과 AP Inspector가 3년에 한번 정기 심사를 진행한다. 심사 방법은 판매허가 후 GMP 심사 실사를 진행한다.

c. 유럽은 제 3자 심사기관을 통해서 5년에 1회 갱신 심사를 진행한다. 또한, 평균 1년마다 사후 심사를 진행하고 등급별로 분류해서 진행한다.

d. 일본 정기 심사의 경우(3, 4등급) 약품의료기기종합기구(PMDA)와 제3자 등록기관(TUV, UL등)에서 5년에 한 번씩 정기 심사를 진행한다.

① a, b, c

② a, b, d

③ b, c

④ a, b

⑤ b, c, d

📖 ④ 유럽 인증 MDD의 경우, 통상적으로 5년에 1번 갱신 심사를 진행한다. 제3자 등록기관에서는 3, 4등급 의료기기는 심사하지 않는다.

23. 다음은 MDSAP에 대한 설명을 나열한 것이다. 맞는 것은?

① MDSAP은 각국 규제 당국의 의료기기 제조업체들의 품질관리시스템을 감시, 감독하게 하는 동시에 인증 절차를 간소화해서 사용자들에게 빠르게 제품을 사용할 수 있게 하는 목적으로 IMDRF 창립회의 때 제안한 프로그램이다.

② 한국도 IMDRF에서 주관하는 MDSAP 정식 멤버로 선정되었고 향후 MDSAP 적용 예정이다.

③ MDAP은 3년 주기로 심사를 실시한다. 1차 심사는 품질관리시스템에 대해 1, 2 단계로 나눠 실시하며, 이후 1년마다 부분적인 모니터링 심사를 실시한다.

④ MDSAP의 평가 방법은 1 Grade, 2 Grade 부적합으로 나뉘며 2 Grade 부적합 발생 시 5-days 심사로 진행한다.

⑤ 현재 MDSAP을 실제적으로 적용한 국가는 5개국으로, 일본, 미국, 유럽, 브라질, 캐나다이다.

🔒 ② 한국은 IMDRF에서 주관하는 MDSAP 정식 회원은 아니다.

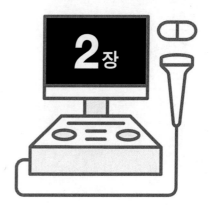

의료기기 GMP
기준 해설

문제	답	문제	답	문제	답	문제	답	문제	답	문제	답
1	②	7	①	13	⑤	19	③	25	③	31	③
2	②	8	②	14	③	20	③	26	④	32	⑤
3	③	9	①	15	②	21	①	27	④	33	⑤
4	①	10	④	16	②	22	②	28	③	34	③
5	③	11	③	17	②	23	②	29	⑤	35	③
6	⑤	12	⑤	18	③	24	④	30	④		

1. 아래 사항은 GMP에서 사용하는 용어에 대한 정의이다. 맞게 설명한 것을 모두 고르시오.

---

a. 품목군: 의료기기 중 원자재, 제조 공정 및 품질관리체계가 유사한 제품으로 구성된 집합을 말한다.

b. 위해 우려 제조소: 최근 2년간 국내외 정부 기관에서 신청 제품에 대하여 강제회수, 사용중지, 제조중지 등 조치된 경우

c. LOT: 일정한 제조주기 동안 생산된 제품으로서, 균일한 특성과 품질을 의도하거나 목표로 하는 일정 수량의 제품

d. 배치(Batch): 동일한 제조 조건하에서 제조되고 균일한 특성 및 품질을 갖는 완제품, 구성부품 및 원자재의 단위를 말한다

---

① a, b, c, d
② a, c, d
③ a, b, c
④ b, c, d
⑤ a

🔲 ②

2. 제조업자의 품질 경영 시스템을 규정한 문서는 무엇인가?

① 절차서
② 제품 표준서
③ 완제품 성적서
④ 제품 매뉴얼
⑤ 품질 매뉴얼

📖 ⑤

- 제품 표준서(Device Master Record)는 제조업체가 생산하고자 하는 의료기기의 품목별(모델별) 제품의 규격, 제조 장비, 제조 공정, 품질 보증 절차, 표시 기재 사항 등에 관한 정보를 포함한다. 만약 의료기기 제조 공정의 어느 일부분을 위탁하여 제조하는 경우에 이 제품 표준서에는 위탁 공정까지 기술한 문서이다.
- 절차서는 회사 시스템의 절차를 문서화한 것이다.
- 완제품 성적서는 제품 생산 최종 단계에서 시험 테스트를 한 테스트 문서를 말하는 것이다.
- 제품 매뉴얼은 사용자에게 전달되는 User manual이다.
- 품질 매뉴얼이란 품질 경영 시스템에서 최상위 레벨 문서의 의미를 갖는 문서로서 조직의 품질 경영 시스템의 수립과 운영에 관련하여 품질 방침을 명시하고 품질 경영 시스템의 기본적인 사항을 기술한 문서이다.

3. 다음은 품질 경영 시스템에 사용되는 문서들에 대해 적용범위, 의사결정의 단계, 중요도에 따라 유형별로 분류하여 각 문서의 구조를 간략하게 도식화한 것이다. 맞게 배열할 것은?

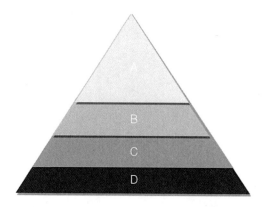

① A-절차서, B-품질 매뉴얼, C-지시서, D-기록서
② A-품질 매뉴얼, B-절차서, C-지시서, D-기록서
③ A-품질 매뉴얼, B-절차서, C-지시서, D- 기준, 양식 등
④ A-절차서, B-품질 매뉴얼, C-지시서, D-기준, 양식 등
⑤ A-절차서, B-지시서, C-기준, 양식 등, D-품질 매뉴얼

🔳 ③ 품질 시스템 문서의 최상단에 있는 문서는 품질 매뉴얼이다.

4. 다음은 의료기기 파일에 대해 설명한 것이다. 틀린 것을 고르시오.

① 의료기기 파일은 제조업자의 품질 경영시스템을 규정한 문서로서 개별 조직의 규모 및 복잡성에 맞도록 세부 사항 또는 요구 사항을 기술한 것이다.
② 의료기기 파일은 제품에 대한 사양, 측정 및 모니터링 절차, 설치에 대한 요구 사항, 서비스 절차를 포함한다.

③ 제조, 포장, 보관, 취급 및 유통에 관한 규격 및 절차는 의료기기 파일에 포함 된다.

④ 의료기기 파일은 의료기기의 사용할 수 있는 지역에 따른 언어 변형에 대한 기록이 포함되어야 한다.

⑤ 의료기기 파일에 의료기기에 포함된 의약 물질에 대한 확인 및 안전성, 유효성에 대한 자료도 포함된다.

🔒 ① 품질 매뉴얼에 대한 설명이다.

5. 관리에 따른 문서화 절차를 해야만 하는 부분을 나열한 것이다. 올바른 것을 나열한 것을 고르시오.

> a. 문서의 변경 및 최신 개정 상태가 식별됨을 보장해야 한다
> b. 해당 작업 공정에서 필요한 SOP는 제조 현장 비치 시 제조 설비에 의해 손상이 될 수 있으므로 가능하면 관리실에 비치한다.
> c. 외부 출처 문서는 식별 시 내부 관리 문서와는 달리 배포 상태 관리는 필요하지 않다.
> d. 문서의 손상이나 손실을 방지하는 절차가 있어야 한다.
> e. 개정, 폐지 효력이 상실된 문서는 최소한 3년 이상, 시판 후 1년 이상 잘 관리된 상태로 보존해야 한다.

① a, b, c, d, e

② b, c, d, e

③ a, d

④ b, d

⑤ a, b, e

🔒 ③ b는 제조 현장에 비치해야 한다. e는 1년이 아니라 최소한 5년 이상, 해당 제품 시판 후 2년 이상 잘 관리된 상태로 보존해야 한다.

6. 아래 사항은 기록 관리에 대한 것을 나열한 것이다. 틀린 것은?

① 품질 경영 시스템의 효과적인 운영과 요구 사항에 적합함을 입증하는 기록을 작성하고 유지하여야 한다.
② 조직은 기록의 식별, 보관, 보안 및 완전성, 검색, 보존 기간 및 처리에 필요한 관리 방법을 규정한 절차를 문서화하여야 한다.
③ 조직은 적용되는 법적 요구 사항에 따라 기록에 포함된 개인건강정보를 보호하기 위한 방법을 규정하고 실행하여야 한다.
④ 모든 기록은 읽기 쉽고, 즉시 확인할 수 있으며, 검색이 가능해야 한다. 기록에 대한 변경은 식별이 가능하도록 유지되어야 한다.
⑤ 제조업자는 품질 기록을 제품의 수명 주기에 상응하는 기간 동안 보유하여야 한다. 이 기간은 최소한 7년 이상이어야 하며 시판 후 2년 이상이어야 한다.

🔑 ⑤ 제조업자는 품질 기록을 제품의 수명 주기에 상응하는 기간 동안 보유하여야 한다. 이 기간은 최소한 5년 이상이어야 하며 시판 후 2년 이상이어야 한다.

7. 아래 보기는 품질 기록에서 시스템 기록에 대한 예이다. 해당 사항은?

① 경영검토 보고서
② 제조 관련 구매 기록
③ 설치 인도 시 결과 이력
④ 설계 이력
⑤ 장비의 교정 기록

🔑 ① ②, ③, ⑤의 경우 공정 기록, ④는 생산 전 기록이다.

8. 품질 경영 시스템에서 최고 경영자가 해야 할 사항을 나열한 것이다. 아닌 것은?

① 품질 방침을 수립한다.

② 품질 목표를 수립한다. 품질 목표의 변경 주기는 ISO13485에서의 요구 사항에 따라서 6개월 마다 검토해서 변경한다.

③ 품질 경영에 대한 정기적 검토를 수행한다.

④ 직원이 품질 방침을 이해하고 실행하는지 확인한다.

⑤ 조직의 일부분 혹은 조직 차원에서 품질 방침의 이탈을 용인하지 않는다.

🔑 ② 품질 목표의 변경 주기는 정해진 것이 없고, 매년 시행되는 경영 검토 시 변경되기도 한다.

9. 다음은 품질 방침에 대해 설명한 것이다. 맞는 것을 모두 고르시오.

---
a. 품질 방침은 최고 경영자의 경영 의지를 반영하고 우수한 품질의 의료기기를 제조하기 위한 최상위 수준의 기준이다.

b. 품질 방침은 품질에 대한 의지와 고객의 요구 사항에 적합한 지속적인 효과성을 포함하여 수립해야 한다.

c. 최고 경영자는 품질 방침이 조직 내에서 의사소통이 이루어지고 이해될 수 있도록 보장해야 한다.

d. 품질 방침은 측정 가능해야 하고 품질 목표와 일관성이 있어야 한다.

e. 최고 경영자 또는 품질책임자는 품질에 대한 의지와 품질이 그 조직의 사업과 고객에게 무엇을 의미하는지 전반적 비전을 전달해야 한다.
---

① a, b, c　　　　　　　② a, b, d

③ a, c, d　　　　　　　④ a, c, e

⑤ a, b, c, d, e

🔑 ① d는 품질 목표를 설명한 것이다. e의 경우, 품질책임자는 해당 사항이 아니다.

10. 다음은 품질 목표에 대해 설명한 것이다. 맞는 것을 모두 고르시오.

> a. 품질 목표는 최고 경영자의 경영 의지를 반영하고 우수한 품질의 의료기기를 제조하기 위한 최상위 수준의 기준이다.
> b. 품질 목표를 설정할 때 제조 품목의 규격을 충족시킬 수 있도록 하되 정성적인 방법으로 설정해야 한다.
> c. 품질 목표에 제품 매출, 수익의 목표와 달성 일정이 명시되어야 한다.
> d. 품질 목표는 측정 가능해야 하고 품질 방침과 일관성이 있어야 한다.
> e. 품질 목표는 보통 조직의 전체 목표를 달성하기 위하여 전체 조직의 목표에 부합하고 그룹의 특수 활동과 관련되도록 부서별로 목표를 정한다.

① a, b, c, d, e   ② a, b

③ b, d   ④ d, e

⑤ c, d, e

🔑 ④ a는 품질 방침에 대한 설명이고, b 품질 목표의 경우 정량적이어야 하며, c에서 매출과 수익은 품질과는 별개의 문제이므로 해당 사항이 아니다.

11. 다음 품질 경영 시스템의 입력 사항에 해당하지 않는 것을 고르시오.

① 품질 방침

② 품질 목표

③ 품질 매뉴얼 및 보조 문서화

④ 규제 요구 사항

⑤ 요구되는 변경

🔑 ③ 출력 사항이다.

12. 다음 선택 사항에서 품질 목표 요구 사항을 만족하는 품질 경영 시스템 기획의 대표적인 출력에 해당하지 않는 것은?

① 품질 매뉴얼 및 보조 문서화
② Gap 분석
③ 조치 계획
④ 조치 결과
⑤ 품질 경영 시스템 표준

🔁 ⑤ 입력 사항이다.

13. 다음은 경영검토의 검토 사항을 나열한 것이다. 맞지 않는 것을 모두 고르시오.

a. 프로세스 성능의 분석
b. 품질 심사 보고서(내부 및 외부)
c. 품질 문제 조치 사항
d. 개선과 변경이 권고되는 부분
e. 시정 및 예방조치

① a, b, c, e
② a, b, c, d
③ c, d, e
④ c, d
⑤ 없음

🔁 ⑤ 모든 사항이 경영검토 대상이다.

14. 다음은 인적자원에서 조직이 실행해야 하는 업무를 나열한 것이다. 틀린 것을 고르시오.

① 객관적인 기준을 사용하여 숙련된 인원의 능력을 평가하기 위한 시험 또는 질문을 한다.

② 숙련된 지원의 작업 수행 능력 평가 또는 트레이닝 효과에 대한 평가를 검토한다.

③ 의료기기의 설계 및 개발, 제조관리, 판매, 마케팅, 품질관리 등 제품 품질에 영향을 미치는 업무를 수행하는 인력에 대하여 분야별로 필요한 최소한의 자격 요건을 정하고 이에 적합한 자를 채용하도록 노력해야 한다.

④ 모든 인원이 교육 훈련에 참여하도록 하여 품질 목표를 숙지하고 업무에 종사하도록 한다.

⑤ 교육 훈련은 직급에 관계없이 품질에 영향을 주는 일을 수행하는 전 직원에게 필요하다.

🔟 ③ 판매와 마케팅은 품질시스템과는 거리가 있다.

15. 다음은 6.3절 기반 시설에서 조직이 실행해야 하는 업무를 나열한 것이다. 틀린 것을 고르시오.

① 제품 혼입의 방지를 위해 작업소와 시험실 및 보관소에 대하여 독립적인 공간을 확보하기 위해 분리, 구분, 구획 등의 방법을 사용한다.

② 독립적 공간 확보를 위한 방법 중 하나인 '구분'은 칸막이 등으로 나누어 의료기기에 오염이 일어나지 않게 관리하는 것이다.

③ 제조업체가 사용하는 건물은 충분한 공간이 확보되어 정돈된 취급이 가능하도록 해야 한다.

④ 제조소에는 작업소, 시험실 및 보관소를 갖추어야 한다.

⑤ 작업소에는 해당 품목의 제조에 필요한 작업대와 장비, 기구 등을 갖추어야 한다. 그러나 공정을 위탁하여 제조하는 경우에는 예외가 인정된다.

🔋 ② 구획에 대한 설명이다.

16. 다음 작업 환경 및 오염 관리에서 작업 환경이 의료기기를 포함한 제품 품질에 영향을 미치는 경우가 아닌 경우는?

① '멸균'으로 라벨링이 된 제품

② 비멸균 제품으로 출하되어, 사용 전 소독하도록 의도된 제품

③ 유효 기간(Shelf life)이 제한된 제품

④ 전자 회로나 장착된 소프트웨어가 정전기(ESD)의 영향을 받는 경우

⑤ 미생물, 입자오염, 혹은 다른 환경조건이 제품의 사용에 심각한 영향을 끼치는 경우

🔋 ② 미생물, 입자오염 혹은 다른 환경조건이 제품의 사용에 심각한 영향을 끼치는 경우

17. 다음 보기는 체외진단용 의료기기의 환경관리에 대해 설명한 것이다. 틀린 것을 모두 고르시오.

---

a. 체외진단용 의료기기의 경우 무균 관리 제품, 미생물 관리 제품, 미생물 관리 제외 제품 등 3가지 유형에 따라 작업 환경관리 수준을 정하여 관리해야 한다.
b. 체외진단용 의료기기를 충전하는 작업실과 경계하고 있는 지역 사이의 차압 기준을 설정하고 더 깨끗한 지역을 음압으로 관리하여 공기에 의한 교차 오염을 줄인다.
c. 제조 용수에서 무균 제품 경우 생산에 사용하는 물이 모두 무균이어야 한다.

---

① a, b   ② b, c   ③ a   ④ b   ⑤ c

📖 ② b의 경우 감염성 물질을 취급하는 지역을 음압으로, 더 깨끗한 지역은 양압으로 한다. 제조 용수의 경우 무균 제품에 무균적으로 투입되는 경우를 제외하고 생산에 사용되는 물이 무균일 필요는 없다.

18. 다음은 제품과 관련된 요구 사항의 검토에 대한 내용이다. 틀린 것은?

① '의료기기 제조 및 품질관리 기준', '의료기기 전기·기계적 안전에 관한 공통기준규격', '의료기기 생물학적 안전에 관한 공통기준규격' 등과 같은 법적 요구 사항을 검토해야 한다.
② 의료기기에 명시된 성능과 안전한 사용을 보장하기 위한 사용자 교육 훈련을 정의하고 계획을 수립한다.
③ 고객 요구 사항은 문서로 접수되어야 하고, 문서 접수가 어려운 사항이면 추후라도 문서로 접수할 수 있도록 해야 한다.
④ 제품에 대한 요구 사항이 변경된 경우, 관련 기준서 및 절차서 등을 수정하고 관련 작업원이 이를 알 수 있도록 공지나 교육 등을 실시해야 한다.
⑤ 검토 결과 및 검토에 따라 수반되는 조치 기록은 유지되어야 한다.

📖 ③ 문서 접수가 구두로 이루어진 경우는 내부적으로 기록해서 관리한다.

19. 설계 및 개발 단계는 아래의 그림(Waterfull Design Process Model)처럼 표현할 수 있다. 빈칸을 올바르게 채운 것을 고르시오.

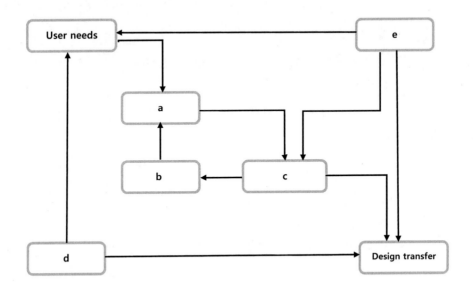

① a=Design input, b=Validation, c=Verification, d=Design Review, e=Design output

② a=Design input, b=Verification, c=Validation, d=Design Review, e=Design output

③ a=Design input, b=Verification, c=Design output, d=Validation, e=Design review

④ a=Design input, b=Validation, c=Design output, d=Verification, e=Design review

⑤ a=Design input, b=Design output, c=verification, d=Design Review, e=Design output

답 ③

20. 다음은 설계 입출력에 대해 나열한 것이다. 틀린 것은?

① 설계 입력이란 개발 대상 품목을 어떤 목적으로 어떠한 성능이 발휘되도록 설계 및 개발할 것인지 결정하기 위한 조사 자료 등으로, 개발 대상품의 특성에 관한 기준을 수립하기 위한 자료이다.

② 설계 출력은 보통 구매, 생산, 설치, 검사, 시험, 또는 서비스 등에 사용된 최종 기술적인 문서이다.

③ 설계 입력을 기획할 때 위험관리 계획서, 위험 분석, 위험 산정, 위험 통제에 관한 데이터가 있어야 한다.

④ 설계 입력에서, 체외진단용 의료기기의 경우 안정성 시험 결과에 따른 보관 조건을 명기해야 한다.

⑤ 설계 및 개발 입력 시에는 설계 기준, 원자재와 가능성 및 적정성을 검증하기 위한 시제품 시험을 포함한, 개발과 분석을 요하는 프로세스를 확인해야 한다.

🔲 ③ 위험 통제는 해당 사항이 아니다.

21. 다음은 설계 및 개발 출력 문서에 대해 나열한 것이다. 해당되는 것을 모두 고르시오.

> a. 소프트웨어 소스 코드
> b. 도면 및 부품 목록
> c. 품질 보증 절차
> d. 이전 제품의 설계 자료
> e. 성능의 클레임

① a, b, c
② a, b, d
③ b, c, d

④ b, c, e

⑤ a, b, c, d, e

답 ① d, e는 입력 사항이다.

22. 다음은 설계 및 개발 검증과 유효성 확인에 대해 나열한 것이다. 옳은 것을 모두 고르
시오.

a. 유효성 확인은 설계 및 개발 출력의 결과가 설계 개발 출력 사항에 적합한지 보증하기 위해 필요
하다.
b. 설계 검증은 객관적인 증거를 통해 최종 제품이 특정 의도된 용도 혹은 적용에 대한 요구 사항을
만족하는지 확인하기 위하여 필요하다.
c. 유효성 확인에 사용된 의료기기는 대표성을 가지는 제품에 대하여 수행되어야 하며 이러한 제품
은 최초 생산 단위, 배치 또는 그와 동등한 제품 등이 포함된다.
d. 유효성 확인은 고객의 사용에 따른 안전성, 유효성 검증을 위해 출고와 동시에 진행한다.

① a, b, c, d

② a, b, c

③ a, b, d

④ b, c, d

⑤ a, c, d

답 ② 유효성 확인은 출고 전에 이루어진다.

23. 다음 중 제품의 청결 또는 제품 오염 관리에 대해 요구 사항을 규정하여야 하는 제조 공정이 아닌 것을 골라라.

① 가공 → 세척 → 멸균 → 출하 → 사용
② 가공 → 멸균 → 세척 → 출하 → 사용
③ 가공 → 세척 → 출하 → 사용
④ 가공 → 멸균 → 출하 → 사용
⑤ 가공 → 출하 → 사용

🖭 ② 제품 공정 프로세스에서 일반적으로 멸균 전에 세척을 진행한다.

24. 다음은 품질 경영 시스템의 '식별'에 해당하는 내용이다. 틀린 것은?

① 제품 상태는 검사 및 시험 여부에 관계없이 '요구 사항 충족, 특채 허용, 추가 시험, 부적합으로 불합격 처리' 등의 사항을 표시해야 한다.
② 제품 상태와 정확한 처리를 보증하기 위해서는 제품 위치를 물리적으로 격리시키는 것이 가장 확실한 방법이다.
③ 제조 번호는 각 제품별, 연도별로 구별이 가능해야 하며, 동일한 번호가 생성되지 않도록 해야 한다.
④ 배치, 로트, 일련번호 또는 전자적 방법에 의한 제품 식별은 순방향 추적을 가능하게 하고, 제품에 따라서 양방향 추적도 필요하다.
⑤ 추적관리대상 의료기기의 경우 조직이 제품 추적이 가능하도록 유통 서비스 공급자 또는 판매업자가 의료기기의 판매 기록을 유지하고, 이러한 기록이 조사 시 이용 가능하도록 요구해야 한다.

🖭 ④ 배치, 로트, 일련번호 또는 전자적 방법에 의한 제품 식별은 양방향 추적을 가능하게 한다.

25. 의료기기 제조업체는 부작용 및 유해 사례에 대하여 관련 규정에서 정하는 바에 따라 식약처장에게 보고하고 필요한 안전대책을 강구해야 한다. 따라서 제조업체는 의료기기의 부작용에 관한 사항의 보고를 「의료기기법」 시행규칙 51조에 따라서 보고해야 하는데, 맞지 않는 것은?

① 사망이나 생명에 위협을 주는 이상 사례를 초래한 경우에는 7일 이내, 이 경우 상세한 내용을 최초 보고일로부터 8일 이내에 추가로 보고해야 한다.
② 입원 또는 입원 기간의 연장이 필요한 경우 15일 이내 보고해야 한다.
③ 선천적 기형 또는 이상을 초래하는 경우 7일 이내 보고해야 한다.
④ 기타 중대한 정보 또는 그 밖의 이상사례로 식약처장이 보고를 지시한 경우, 외국 정부의 발표 등 조치 사항의 경우 30일 이내에 보고해야 한다.
⑤ 회복이 불가능하거나 심각한 불구 또는 기능 저하를 초래하는 경우 15일 이내 보고해야 한다.

🔳 ③ 선천적 기형 또는 이상을 초래하는 경우 15일 이내에 보고해야 한다.

26. 조직은 적용되는 법적 요구 사항에 따라 적절한 시기에 불만을 처리하기 위해 절차를 문서화하여야 한다. 이 절차에서 최소한의 요구 사항과 책임 사항에 해당 되지 않는 것은?

① 정보 수신 및 기록
② 피드백들이 자사 불만 처리 절차에 해당되는지 판단하고 조치하기 위한 기준 및 방법
③ 불만 관련 제품이 어떠한 절차로 처리될 것인지 결정
④ 불만 사항의 예방 또는 예방조치를 실시해야 할 필요성에 대한 결정
⑤ 불만 정보를 해당 규제 당국에 보고해야 할 필요성에 대한 결정

🔳 ④ 불만 사항이 시정 또는 시정 조치를 실시해야 할 필요성에 대한 결정

27. 다음은 내부 감사에 대한 내용이다. 맞는 것은?

> a. 내부 감사란 자사의 품질시스템이 효과적으로 잘 유지되고 있는지의 여부를 경영진에게 확인시키기 위해 조직 스스로 수행하는 감사를 말한다.
> b. 내부 감사의 실행 시기는 특별한 문제가 생길 때 진행하도록 한다.
> c. 내부 감사에서 감사자 자신의 심사는 경영진 협의하에 자가 심사로 진행한다.
> d. 내부 감사에서는 프로세스의 모니터링 및 측정을 한다.

① a, b, c, d
② a, b, c
③ a, b, d
④ a
⑤ 없음

🔲 ④ 내부 감사는 특별한 이슈 사항이 있을 때 진행하기도 하지만, 정기적인 심사도 진행해야만 한다. 자신에 업무에 대해서 자신이 심사를 할 수 없다.

28. 다음 특별 감사를 진행하기 위한 목적을 나열한 것이다. 해당되지 않는 것은?

① 조직 개편 또는 절차상의 많은 변경이 되어서 기능적 분야에 영향을 미친 경우
② 최초로 계약 관계를 수립하고자 할 경우
③ 제품 설계 개발 시 초기 입력 사항을 결정할 때
④ 요구된 시정조치가 취해진 이후 그 효과성의 확인이 필요한 경우
⑤ 제품의 안전성, 성능 또는 신뢰성이 부적합하기 때문에 위험하거나 위험하다고 의심되는 경우

🔲 ③

하기 사항에 대한 요소로 특별 내부 감사를 진행할 수 있다.

- 조직 개편 또는 절차상의 많은 변경이 되어서 기능적 분야에 영향을 미친 경우

- 최초로 계약 관계를 수립하고자 할 경우

- 요구된 시정조치가 취해진 이후 그 효과성의 확인이 필요한 경우

- 제품의 안전성, 성능 또는 신뢰성이 부적합해 위험하거나 위험하다고 의심되는 경우

- 조직 개편 또는 절차의 개정과 같은 중대한 변경들이 기능적 분야에 영향을 미친 경우

29. 다음은 부적합 제품의 관리에 대해 설명한 내용이다. 옳은 것을 모두 고르시오.

> a. 최종 출고 제품과 원자재 및 반제품을 포함한다.
> b. 부적합 처리 시 '예방'은 수리, 재작업 또는 조정을 의미하며 '예방조치'는 부적합의 원인을 제거하는 것을 의미한다.
> c. 법적으로 허가된 요구 사항을 만족하나 경미한 부적합 사항이 있는 경우, 제한적으로 사용하거나 출고하는 것을 승인할 수 있다.
> d. 특채의 허가는 대표자에 의해 검토 및 승인이 이루어지고, 사후 또는 사전에 식약처 보고가 필요하다.

① a, b, c, d

② a, b, c

③ a, b, d

④ a, b

⑤ a, c

📖 ⑤ 부적합 처리 시 '시정'은 수리, 재작업 또는 조정을 의미하며 '시정조치'는 부적합의 원인을 제거하는 것을 의미한다. 특채를 식약처에 보고하지는 않는다.

30. 다음 특채에 대해 설명한 것이다. 해당되지 않는 것은?

① 부적합 제품에 대하여 법적 요구 사항은 충족하나 자체 기준에 부적합한 경우 등 제품의 안전성 및 유효성과 직접 관련이 없는 경우에만 가능하다.

② 특채는 부적합품 처리와 관련되어 재정적 손실을 최소화하고자 사용되는 방법이다.

③ 특채를 적용하는 경우 의료기기와 관련 서비스의 법적 책임이 있다.

④ 동일한 부적합 사항으로 인한 특채 반복 적용은 원칙적으로 허용되지 않지만, 상황에 따라서 승인권자 허가 안에서 특채가 가능하다.

⑤ 조직 내 특채 승인권자는 미리 정해져 문서화되어야 한다.

📖 ④ 동일한 부적합 사항으로 인한 특채를 반복하여 적용하는 것이 원칙적으로 허용되지 않는다.

31. 다음 권고문에 대해 설명한 것이다. 해당되지 않는 것은?

① 권고문은 안전성과 유효성을 유지하기 위하여 의료기기에 필요한 시정조치 사항을 통보하는 것이다.

② 권고문에는 제품명, 모델명, 관련 의료기기의 일련번호나 다른 식별번호, 권고문의 발행 이유, 잠재적 위험성에 관한 충고, 취해야 할 후속조치, 연락처 등이 포함되어야 한다.

③ 권고문은 품질책임자, 대표의 검토 승인 절차를 통해서 발행이 가능하다.

④ 주요 인원의 부재 시에도 권고문의 작성, 승인 및 발행 절차는 수행되어야 한다.

⑤ 권고문의 작성, 승인 및 발행하는 절차에는 시정조치를 취하도록 승인된 경영진의 수준과 영향이 있는 제품의 결정 사항을 명시해야 한다.

📖 ③ 권고문의 발행 절차 규정에서 승인/검토는 품질책임자, 대표에 대한 절차로 규정되어 있지 않다.

32. 다음은 데이터 분석에 대한 내용이다. 맞는 것을 모두 고르시오.

> a. 데이터 분석은 현재의 혹은 잠재적 문제점의 근본 원인을 파악하고, 개선을 위한 시정 및 예방조치를 결정하는 데 도움을 준다.
> b. 데이터 분석에서 고객으로부터의 피드백은 긍정적, 부정적 사항 모두를 포함한다.
> c. 데이터 분석의 결과는 성과 개선 목표달성 정도를 판단, 결정하는 데 사용될 수 있다.
> d. 데이터 분석 결과 품질 경영 시스템이 적합, 적절 또는 효과적이지 않다고 밝혀지면 개선을 위한 입력으로 이 분석을 사용하는 것은 적절하지 않다.
> e. 데이터 분석 보고서에는 '원자재 및 부품의 공급자에 관한 정보'가 포함되어야 한다.

① a, b, c, d, e

② a, b, c

③ a, b, d

④ b, c, d

⑤ a, b, e

🗒 ⑤ 데이터 분석 결과 품질 경영 시스템이 적합, 적절 또는 효과적이지 않다고 밝혀지면 조직은 8.5항에서 요구되듯이 개선을 위한 입력으로 이 분석을 사용하여야 한다.

33. 다음 시정조치와 예방조치에 대해 설명한 것이다. 맞는 것을 모두 고르시오.

> a. 예방조치는 현존하는 부적합 및 결함 또는 부정적인 상황의 재발을 방지하기 위해 그 원인을 제거하는 조치이다.
>
> b. 필요한 시정조치는 지체 없이 취하여야 한다.
>
> c. 예방조치의 정도는 문제가 지닌 위험성, 규모, 특성 및 제품 품질에 대한 영향에 따라 달라질 수 있다.
>
> d. 시정조치란 잠재적 부적합 또는 기타 바람직하지 않은 상황의 발생을 방지하기 위하여 잠재적 부적합의 원인을 제거하기 위한 조치를 말한다.
>
> e. 예방조치는 프로세스에 대한 변경이고, 제품에 대한 변경은 해당하지 않는다.

① a, b, c, d, e

② a, b, c, d

③ b, c, d, e

④ a, d

⑤ b, c

📖 ⑤ 예방 조치는 프로세스 또는 제품에 대한 변경이다.

34. 다음은 시정조치의 절차이다. 빈칸의 내용을 적절하게 명시한 것은?

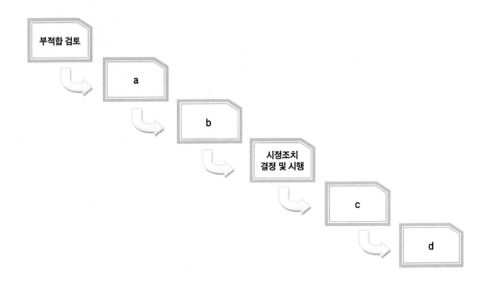

① a=시정조치 필요성 평가, b=부적합 원인 결정, c=시정조치 결과 기록, d=시정조치 효과성 검토
② a=시정조치 필요성 평가, b=부적합 원인 결정, c=시정조치 효과성 검토, d=시정조치 결과 기록
③ a=부적합 원인 결정, b=시정조치 필요성 평가, c=시정조치 결과 기록, d=시정조치 효과성 검토
④ a=부적합 원인 결정, b=시정조치 필요성 평가, c=시정조치 효과성 검토, d=시정조치 결과 기록
⑤ a=부적합 원인 결정, b=시정조치 효과성 검토, c=시정조치 필요성 평가, d=시정조치 결과 기록

답 ③

35. 다음은 예방조치의 절차를 나열한 것이다. 빈칸에 알맞은 내용을 나열한 것은?

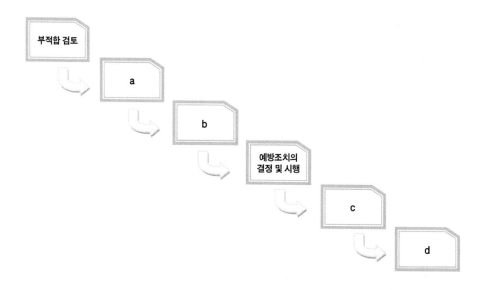

① a=부적합 원인 결정, b=예방조치 필요성 검토, c=예방조치 효과성 검토, d=예방조치 결과 기록

② a=부적합 원인 결정, b=예방조치 효과성 검토, c=예방조치 필요성 검토, d=예방조치 결과 기록

③ a=부적합 원인 결정, b=예방조치 필요성 검토, c=예방조치 결과 기록, d=예방조치 효과성 검토

④ a=예방조치 필요성 검토, b=부적합 원인 결정, c=예방조치 결과 기록, d=예방조치 효과성 검토

⑤ a=예방조치 필요성 검토, b=부적합 원인 결정, c=예방조치 효과성 검토, d=예방조치 결과 기록

답 ③

위험관리

문제	답	문제	답	문제	답
1	②	6	②	11	①
2	⑤	7	⑤	12	②
3	④	8	⑤	13	③
4	②	9	③	14	③
5	②	10	⑤	15	②

1. 다음 의료기기 위험관리를 하기 위한 국제 규격을 고르시오.

① IEC 60601-1:2012

② ISO 14971:2007

③ IEC 62304

④ IEC 62366

⑤ IEC 60825

🔑 ②

- IEC 60601-1:2012: 의료기기 전기 기계적 안전에 대한 규격

- IEC 62304: 의료기기 소프트웨어 밸리데이션 규격

- IEC 62366: 의료기기 사용적합성 규격

- IEC 60825: 레이저 안전 규격

2. 다음은 위험관리에 대해 설명한 것이다. 틀린 것은?

① 국제 규격에서 '위험'이란 위해의 발생 확률과 그 심각성의 조합으로 정의된다.

② 의료기기 품질관리 시스템에는 위험관리가 필수이다.

③ ISO 14971에 따른 위험관리 평가 및 위험 감소 처리 시 위해의 심각성과 발생 확률 요소를 통제함으로써 위험감소를 시킬 수 있다.

④ 위험관리의 목적은 의료기기를 설계함에 있어서 해당 의료기기가 야기할 수 있는 위험 요소를 사전에 파악하는 한편, 이러한 위해 요소를 사전에 차단하여 의료기기의 신뢰성을 높이고 지속적으로 관리하는 노력이라고 볼 수 있다.

⑤ 국내에서는 4등급 의료기기부터 제조 허가 시 위험관리 보고서를 제출하도록 의무화하고 있고, 3등급부터는 심사원의 평가에 따라서 위험관리 보고서 검토가 이루어진다.

🔑 ⑤ 국내에서는 4등급 의료기기부터 제조 허가 시 위험관리 보고서를 제출하도록 의무화하고 있다.

3. 다음 의료기기 제조에 위험관리를 적용하지 않는 국가를 모두 고르시오.

> a. 캐나다(CMDCAS)
> b. 미국(FDA)
> c. 유럽(CE)
> d. 한국(MFDS)
> e. 일본(JPAL)

① a, b, c

② a, b, c, d, e

③ d

④ 없다(모두 적용한다).

⑤ a, d

🔑 ④ 적용하지 않는 국가는 없다.

정답과 해설 127

4. 국제 규격 ISO 14971:2007과 EN ISO 14971:2012와의 차이점을 맞게 서술한 것을 모두 고르시오.

① ISO 14971:2007에서는 경미한 위험이라도 위험평가 및 위험 통제 등 위험관리를 해야 한다고 규정되어 있다.

② EN ISO 14971:2012는 ALARP 영역 존을 인정한다.

③ ISO 14971의 6.2에서 정의하는 세 가지 통제안(설계에 의한 고유의 안전성, 의료기기 자체 또는 제조 공정에서의 예방조치, 안전성에 관한 정보)을 가능한 모두 적용해야 한다고 정의하고 있다.

④ EN ISO 14971:2012의 위험 통제 안에서 가능하면 '설계에 의한 고유의 안정성'을 확보하는 대안을 최우선으로 적용해야 한다.

⑤ EN ISO 14971:2012에서는 모든 잔여 위험을 사용자에게 알려야 하고, 이를 통해 잔여 위험을 줄여야 한다고 규정되어 있다.

🔑 ② EN ISO 14971:2012는 ALARP 존을 인정하지 않는다.

5. 국제 규격 ISO 14971 규격 위험관리와 병용해서 사용할 수 없는 규격은?

① IEC 60601-1(전기적 안전성)

② ISO 26262

③ IEC 62304

④ ISO 13485

⑤ IEC 10993

🔑 ② ISO 26262는 의료기기 관련 규격이 아니다.

6. 다음은 위험 분석 기법에 대해 설명한 것이다. 해당 분석 기법을 고르시오.

> • 주로 개별적인 부품의 고장 형태의 결과를 체계적으로 식별 및 평가하는 정성직인 기법이다.
> • 이는 "만일 … 이라면 출력으로 발생하는 것은 무엇인가?"라는 식의 질문을 사용한 귀납적인 기법이다. 부품들을 한 번에 하나씩 분석하여 일반적으로 단일 고장 상태를 파악한다.
> • 주어진 품목에 대하여 다른 부품이나 시스템에 영향을 미치는 모든 고장 유형을 분석하는 근본적인 위험성 규명 및 빈도 분석 기법

① 사상나무 분석(FTA)

② 위해 요인 및 운용성 연구(HAZOP)

③ 예비 위해 요인 분석(PHA)

④ 결함 나무 분석(FTA)

⑤ 고장모드 영향 분석(FMEA)

目 ⑤

7. 다음 그림 빈칸은 의료기기 위험관리 절차이다. 빈칸에 알맞은 절차로 묶인 것을 고르시오.

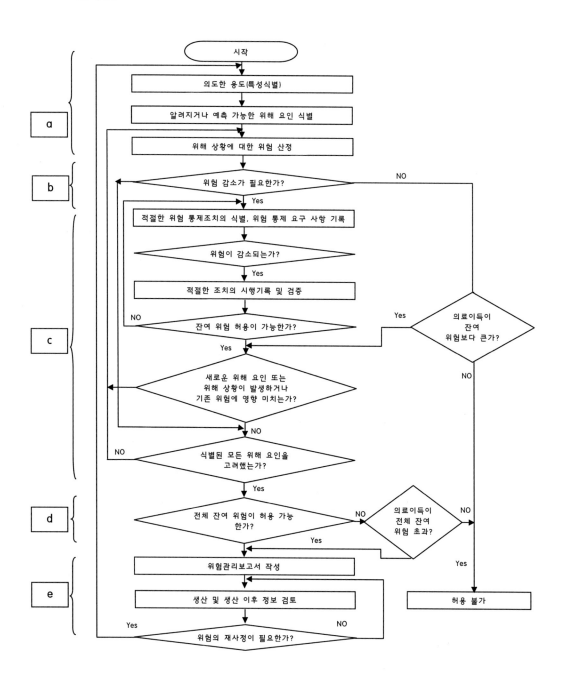

① a=위험 분석, b=위험 통제, c=위험 평가, d=생산 및 생산 후 정보, e=잔여 위험 평가

② a=위험 분석, b=위험 평가, c=위험 통제, d=잔여 위험 평가, e=생산 및 생산 후 정보

③ a=위험 분석, b=위험 통제, c=위험 평가, d=잔여 위험 평가, e=생산 및 생산 후 정보

④ a=위험 분석, b=위험 평가, c=위험 통제, d=생산 및 생산 후 정보, e=잔여 위험 평가

⑤ a=위험 평가, b=위험 분석, c=위험 통제, d=잔여 위험 평가, e=생산 및 생산 후 정보

답 ②

8. 다음은 각 위험관리 절차에 대해서 설명한 것이다. 맞게 설명한 것을 모두 고르시오.

> a. 위험 분석: 의도된 용도 및 의료기기의 안전성과 관련된 특성들의 식별과 다양한 위해 요인을 식별한다.
> b. 위험 산정: 식별된 위험을 통해 위험도를 산정한다.
> c. 위험 평가: 식별된 위험을 감소시킬 필요성이 있는지 확인하고 감소시킬 필요성이 있는 경우 위험/이득 분석을 실행한다.
> d. 위험 통제: 위험/이득 분석을 참고하여 위험 통제를 실시한다. 위험 통제 후 잔여 위험이 있다면 사전에 분석된 위험/이득 데이터와 비교해서 잔여 위험 허용 가능성 평가를 한다.
> e. 생산 및 생산 이후 위험관리: 제품 생산 및 생산 이후에도 위험정보를 지속적으로 수집, 검토하기 위한 시스템을 마련하고 모니터링한 자료를 분석하여 위험관리보고서를 정기적 또는 수시로 갱신한다.

① a, b, c, d, e
② a, b, c, d
③ a, b, e
④ b, c, d
⑤ b, d, e

📋 ⑤

- 위험 분석: 의도된 용도 및 의료기기의 안전성과 관련된 특성들의 식별과 다양한 위해 요인, 가능한 위해 상황 등을 분석한다.
- 위험 평가: 위험관리 계획에서 정의된 기준을 사용하여 앞서 식별한 위험을 감소시킬 필요성이 있는지 여부를 결정한다.

9. 다음은 위험 통제 조치의 사례를 보여 준 것이다. 제품별 위험 통제 조치에 대한 적절한 내용으로 묶인 것을 고르시오.

제품/ 특성	기기	위해 요인	위해 상황	위해	안전 설계	제조 공정상 통제 또는 안전성	안전 정보 제공
일회용 의료 기기	카테터	생물학적 오염 (교차)	재사용으로 인한 오염 및 감염	피부 알레르기	a	최초 사용 후 명확한 표시	재사용에 대한 경고 및 재사용으 로부터 발생 가능 한 부정적 결과에 대한 경고
소프트 웨어	환자 기록 관리	잘못된 데이터	사용자 입 력 시 잘못 된 데이터 입력	오진으로 인 한 위해 (화 상, 약물 오 용 등)	완결성 높은 소 프트웨어	b	사용자에 대한 화면상 경고
수술기	레이저 수술기	잘못된 시술 파라미터	치료 시 의 도치 않은 높은 레이저 출력 발생	c	파일 전성 시 파 라레터 데이터 손상 없도록 통 신 및 데이터 베 이스 구조 변경	검사 시 데이터 파라메 터 확인 및 출 력 파워 측정 진행	d

① a=검사 합계의 사용, b=사용자에 화면상 경고, c=화상, d=사용자에 화면상 경고

② a=검사 합계의 사용, b=사용자에 화면상 경고, c=감전, d=사용자에 화면상 경고

③ a=사용 후 자체 소멸, b=검사 합계의 사용, c=화상, d=사용자에 화면상 경고

④ a=사용 후 자체 소멸 , b=검사 합계의 사용, c=감전, d=절차서 개정

⑤ a=사용 후 자체 소멸 , b=검사 합계의 사용, c=화상, d=절차서 개정

답 ③

10. 다음은 위험관리 파일에 대해서 설명한 것이다. 틀린 것은?

① 위험관리에서 생성되는 기록 및 기타 문서들을 위험관리 파일이라고 한다.

② 위험관리 파일은 위험관리 절차서, 계획서, 보고서, FMEA 보고서 등의 형태로 구성된다.

③ 위험관리 파일은 한 번 작성 후 위험관리 시스템에 따라 생산 및 생산 후 정보를 모니터링하고, 새롭게 발생하는 위험 식별, 분석, 평가, 통제 절차를 진행해야 한다.

④ ISO 14971 물론 ISO 13485 국제 규격 등 GMP 기준에서 어느 정도의 주기로 위험관리 파일을 갱신해야 하는지에 대해 정해져 있지 않다.

⑤ 위험관리 계획서의 갱신 차수 및 시기와 위험관리 보고서의 갱신 차수 및 시기가 동일해야 한다.

🔳 ⑤ 위험관리 계획서는 위험관리를 지속적으로 하더라도 변경되지 않을 수 있다.

11. 다음 위험관리 용어에 대한 설명이다. 맞는 것을 고르시오.

① Risk estimation: 위해의 발생 가능성과 그 위해의 심각성의 값을 정하기 위해 사용되는 과정
② Hazard: 사람의 건강에 대한 물리적 상해나 손상, 또는 재산이나 환경에 대한 손상
③ Hazard situation: 위해의 잠재적 발생 원천
④ Risk assessment: 위해 요인을 식별하고 위험을 산정하기 위해 가용 정보를 체계적으로 사용하는 것
⑤ Risk evaluation: 위험을 분석, 평가, 통제하고 모니터링하는 업무에 대한 관리 정책, 절차 및 실무의 체계적 적용

답 ①

- Hazard: 위해의 잠재적 발생 원천
- Hazard situation: 사람, 재산 또는 환경이 하나 이상의 위해 요인에 노출되는 상태
- Risk assessment: 위험 분석과 위험 평가를 포함하는 전반적 과정
- Risk evaluation: 위험의 허용 가능성을 결정하기 위해 정해진 위험 기준과 산정된 위험을 비교하는 과정

[12~14] 다음 보기를 참고해서 아래 문항에 대해 답하시오.

〈보기 1〉 위험 사정

Risk	Hazard	Severity	Frequent	RISK
Risk 1	세균으로 인한 위해	2	4	a
Risk 2		2	1	b
Risk 3	화상으로 인한 위해	4	2	c
Risk 4		1	4	d
Risk 5	감전으로 인한 위해	5	3	e
Risk 6		5	4	f

〈보기 2〉 위험 Matrix

발생빈도 \ 심각도		무시할 만한	경상	중상	심각한 중상	사망
		1	2	3	4	5
자주	5	5	10	15	20	25
가능	4	4	8	12	16	20
가끔	3	3	6	9	12	15
드물게	2	2	4	6	8	10
불가능한	1	1	2	3	4	5

12. 다음 제품 위험에 따라서 위험 분석을 한 내용이다. ISO 14971:2007 기준에 따라서 위험 산정을 올바르게 한 것을 고르시오.

① a=2, b=1, c=8, d=4, f=2, e=1

② a=8, b=2, c=8, d=4, f=15, e=20

③ a=4, b=2, c=8, d=4, f=5, e=5

④ a=4, b=2, c=8, d=4, f=15, e=20

⑤ a=8, b=2, c=8, d=4, f=5, e=5

🔑 ② Risk(위험)은 빈도(Frequent)×심각도(Severity)이다.

13. 문항에서 위험 산정을 한 데이터에서 필수적으로 위험 통제를 해서 감소시켜야 하는 위험의 개수는?

① 0

② 1

③ 2

④ 3

⑤ 4

🔑 ③ IR(비허용) 존에 있는 위험은 필수적으로 위험 통제를 해서 위험 감소를 시켜야 한다.

14. 실용-합리성 경제적인 부분을 고려한 위험관리가 필요한 영역의 위험 개수는?

① 0

② 1

③ 2

④ 3

⑤ 4

📖 ③ ALARP 존을 의미하는 것이다. 매트릭스에서 노란색 지역을 말한다.

15. 전체 잔여 위험의 허용 가능성 평가를 위해서 보기와 같은 질문을 통해 최종 점검을 할 수 있다. 맞는 것으로 묶인 것은?

---

a. 모든 위험관리 조치를 구현 및 검증한 이후에 전체적인 잔여 위험을 허용할 수 있는지에 대한 여부

b. 위험을 허용할 수 없다면, 전체적인 잔여 위험을 과대평가하고 있는지를 결정하기 위하여 의도된 사용/의도된 사용 목적의 의학적 이점들에 관한 데이터와 문헌을 수집하고 검토하는 사항의 여부

c. 동등성 제품의 위해 사례 또는 사용자 적합성의 총괄 테스트 결과를 통해 전체적인 잔여 위험을 허용할 수 있는지에 대한 여부

d. 의학적 증거들이 의학적 이득이 전체적 잔여 위험을 증가하는 사실을 지지하는지 여부

---

① a, b, c

② a, b, d

③ b, c, d

④ b, c

⑤ a, b, c, d

📖 ② c는 해당 사항이 아니다.

밸리데이션
총론

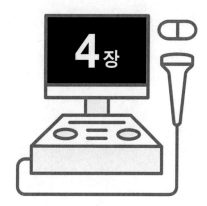

문제	답	문제	답	문제	답	문제	답
1	③	6	⑤	11	②	16	②
2	②	7	④	12	④	17	⑤
3	①	8	④	13	⑤	18	①
4	⑤	9	③	14	④	19	③
5	②	10	②	15	④		

1. 다음은 밸리데이션에 대해서 설명한 것이다. 틀린 것은?

① 밸리데이션의 정의는 WHO-GMP에서는 '어떤 조작, 공정, 기계 설비, 원재료, 동작 또는 시스템이 실제로 기대되는 결과를 얻는다는 것을 검증하고 문서화하는 행위'라고 한다.

② 공정 밸리데이션이란 공정이 사전에 규정된 시방을 충족시키는 결과나 제품을 지속적으로 유지한다는 객관적인 증거를 수립하는 것이다.

③ 설계 밸리데이션은 의도된 사용에 부합함을 객관적인 증거로서 확보하는 것이라고 정의한다.

④ 제품의 품질을 보증하기 위해서는 '제품을 밸리데이션된 시험, 검사 방법에 따라 시험하여 규격에 적합할 것', '신뢰성 있는 공정에서 제조되고 있을 것'이라는 두 가지 조건을 만족해야 한다.

⑤ 밸리데이션을 실시함으로써 직·간접적인 원가 절감이 가능하다.

답 ③ 밸리데이션의 정의이다.

2. 아래 보기에 설명한 밸리데이션은?

> 공정의 변경 또는 제조 작업 환경에 변화가 있는 경우에 공정의 성질과 제품의 품질에 나쁜 영향을 미치지 않는다는 것을 확인하기 위해 실시한다.

① Retrospective validation　　　② Revalidation

③ Prospective validation　　　④ Ongoing validation

⑤ Test method validation

답 ② 재밸리데이션(Revalidation)의 정의이다.

3. 다음의 그림은 GHTF의 Process validation Guidance에서 어떤 공정에 대해서 밸리데이션을 실행할 것인지 결정하는 흐름도이다. 다음은 공정 밸리데이션 결정 흐름도에서 빈칸에 적절한 절차는?

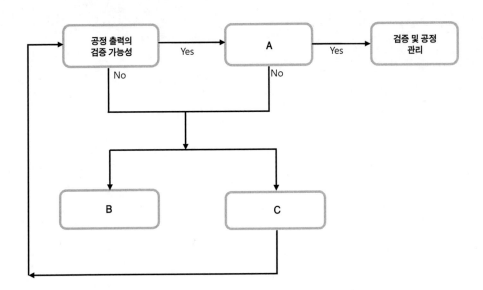

① A=검증의 충분성·비용 효율성, B=유효성 확인, C=제품 및 또는 공정의 재설계
② A=공정의 위험 분석, B=유효성 확인, C=제품 및 또는 공정의 재설계
③ A=공정의 위험 분석, B=제품 및 또는 공정의 재설계, C=유효성 확인
④ A=검증의 충분성·비용 효율성, B=제품 및 또는 공정의 재설계, C=유효성 확인
⑤ A=검증의 충분성, 비용 효율성, B=유효성 확인, C=공정의 위험 분석 및 위험 통제

답 ①

4. 반드시 밸리데이션에 필요한 공정을 모두 고르시오.

> a. 멸균 공정
> b. 수동 절단 공정
> c. 색상, 혼탁도, 용액의 산도(pH) 측정
> d. 도금 공정
> e. 클린룸의 공조 상태
> f. PCB 육안 검사

① a, b, c, d, e, f   ② a, b, c

③ b, c, e   ④ a, c, d

⑤ a, d, e

📖 ⑤

5. 아래 보기에 해당하는 문서는 무엇인가?

> 이 문서는 해당 제품 또는 회사 전체 공정의 밸리데이션 활동을 종합적으로 정리 및 계획한 문서다. 이 문서에 밸리데이션의 목적과 적용범위를 명확히 언급하고, 밸리데이션이 되어야 할 공정, 밸리데이션 추진 사항, 재밸리데이션의 시기 등을 명시한다.

① PVP   ② VMP

③ SOP   ④ DMR

⑤ RMP

📖 ② 상기 내용은 밸리데이션 종합계획서(Validation Master Plan)를 설명한 것이다.

6. 다음 ISO 13485에서 밸리데이션이 요구되는 컴퓨터 소프트웨어가 아닌 것은?

> a. FA 제어용 소프트웨어
> b. 소프트웨어 자체 의료기기
> c. 포토샵
> d. 워드 프로세서 소프트웨어
> e. 회계 프로그램
> f. PLC 소프트웨어

① a, b, c, d, e, f
② a, b, c
③ b, c, e
④ d, e, f
⑤ c, d, e

답 ⑤ 의료기기 품질에 관련된 제품에 대해서만 밸리데이션을 진행하면 된다.

[7~9] 이 그림은 공정 밸리데이션 실행 절차를 나타내는 순서도이다. 그림에 대한 각 문항을 푸시오.

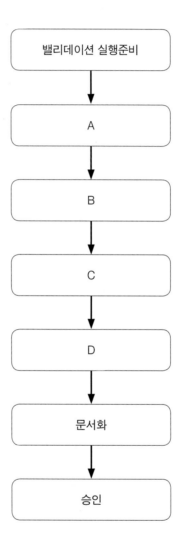

7. 상기 그림에 알맞은 절차는?

① A=OQ , B=IQ, C=DQ, D=PQ

② A=DQ , B=IQ, C=Software validation(해당 경우), D=OQ

③ A=OQ , B=IQ, C=DQ, D=PQ

④ A=IQ , B=OQ, C=Software validation(해당 경우), D=PQ

⑤ A=IQ , B=OQ, C=DQ, D=PQ

🖺 ④ 밸리데이션의 절차는 IQ/OQ/PQ의 절차로 진행한다. 이때, DQ의 경우에는 별도로 설계 개발 디자인 단계에서 진행한다.

8. 아래 설명에 해당하는 절차를 그림에서 고르시오.

> 성능 적격성 확인 또는 성능 적격성 평가란 "예상 조건하에서 공정이 사전에 결정된 모든 요구 사항에 충족되는 제품을 지속적으로 생산한다는 것을 객관적 증거로 입증하는 활동"이라고 GHTF의 공정 밸리데이션 가이던스에서 정의하고 있다.

① A

② B

③ C

④ D

⑤ 없다

🖺 ④ PQ에 대한 설명이다.

9. 밸리데이션 문서화 시 해당되지 않는 것은?

① 설치 적격성 평가 보고서 작성
② 운전 적격성 평가 보고서 작성
③ 설계 적격성 평가 보고서 작성
④ 성능 적격성 평가 보고서 작성
⑤ 소프트웨어 밸리데이션 보고서(해당 시)

답 ③

10. 적격성 평가 실행 시 유의 사항에 대해서 설명한 것이다. 틀린 것은?

① 적격성 평가를 위한 모든 검증/시험은 각 프로토콜에 설명된 절차에 따라 실행해야 하며, 임의로 검증/시험 방법을 변경해서는 안된다.
② 검증/시험은 재현성을 입증하도록 ISO 13485:2016 7.5.6 d항에서 요구한 대로 5회 이상 반복하여 실행한다.
③ 조치의 결과 허용 기준에 부합될 경우, 해당 검증/시험은 'PASS'로 수용되고 일탈은 '종결'된 것으로 처리한다.
④ 검증/시험 결과는 공정 변수의 상한 및 하한치 값의 상태와 가장 최악의 조건이 포함되어야 한다.
⑤ 공정 밸리데이션 수행 중 설비를 보완하거나 공정을 최적화하기 위해 공정변수 등을 조정할 수 없다.

답 ② 검증/시험은 재현성을 입증하도록 정해진 횟수가 아닌 충분한 횟수로 반복하여야 한다.

11. 밸리데이션 조직의 구성원은 일반적으로 밸리데이션 책임자, 코디네이터, 프로젝트 책임자, 프로젝트 담당자, 기술 및 엔지니어로 구성할 수 있다. 아래 보기에서 설명하는 역할을 수행하는 담당자는 누구인가?

> 품질 규격 등의 결정에 GMP 및 관련 기준에 대해 조언하고 결정하며 조직 구성원과 협조하여 밸리데이션이 원만하게 진행되도록 조정하고 협력을 유도한다.

① 밸리데이션 책임자
② 코디네이터
③ 프로젝트 책임자
④ 프로젝트 담당자
⑤ 기술 및 엔지니어

🗒 ② 코디네이터에 대한 설명이다.

12. 다음은 IQ에 대해서 설명한 것이다. 틀린 것은?

① 공정의 설비와 보조 시스템 설비의 모든 주요 부분이 의료기기 제조업체가 승인한 규격에 일치하고 설비 공급자의 권고 사항이 적절하게 고려되었다는 것을 객관적 증거로 입증하는 활동

② IQ 실행 목적은 시설 또는 설비가 '승인된 설계 문서', '제작업체의 권고 사항', '사용자의 기준'에 맞게 제작 및 설치되었는지 평가하는 것이다.

③ IQ의 또 다른 목적은 해당 시설 또는 설비의 운전 및 유지관리에 필요한 정보를 확보하는 것이다.

④ IQ 밸리데이션에서 활동들은 밸리데이션 플랜에 따라서 진행되어야 하고 공급자의 공장에서 밸리데이션은 설치 환경이 상이함에 따라서 데이터 오차가 많으므로 설비 인도 후에 진행해야 한다.

⑤ IQ 실험의 평가 방법의 수준은 시설 또는 설비의 특성에 따라 다양하지만, 제작업체의 주장을 그대로 인정하고 받아들이는 것으로는 충분하지 않다.

🖹 ④ 설비 인도 전에 밸리데이션을 설비 공급자의 공장에서 수행하기도 한다.

13. 다음은 소프트웨어 밸리데이션에 대해서 설명한 것이다. 적절치 못한 것을 고르시오.

① 소프트웨어 밸리데이션은 소프트웨어가 사용된 기능에 대한 사용자 요구와 사용 목적이 소프트웨어와 일치함을 객관적인 증거로 입증하는 것으로, 의료기기 소프트웨어 및 자동화 공정 소프트웨어의 품질을 보증하는 데 사용되는 중요한 수단이다.

② 의료기기 소프트웨어의 안전성을 향상시키는 주요 원칙 세 가지는 위험관리, 품질관리, 소프트웨어 엔지니어링이다.

③ 넓은 범위에서 소프트웨어의 밸리데이션은 소프트웨어에 의해 자동화된 의료기기의 성능과 특성에 대하여 모든 요구 사항 및 사용자의 기대 사항이 만족되었는지에 대한 '신뢰의 수준' 문제이다.

④ 식약처에서 발간한 「의료기기 소프트웨어밸리데이션 가이드라인」(2007)에 따라 소프트웨어는 크게 "소프트웨어 자체가 의료기기 또는 의료기기 구성품 또는 부속품으로 사용되는 소프트웨어"와 "자동화 설비 및 품질시스템 운영에 사용되는 소프트웨어" 등으로 나누어질 수 있다.

⑤ 의료기기 소프트웨어 밸리데이션 국제 규격을 기준으로 소프트웨어 밸리데이션의 작성 범위는 소프트웨어 구조적인 설계 방법에 따라서 분류한다.

🔟 ⑤ 소프트웨어 밸리데이션의 작성 범위는 소프트웨어의 위험도 기준에서 결정된다.

14. 소프트웨어 밸리데이션을 진행하는 국제 규격은?

① IEC 62366 ② IEC 60825
③ IEC 60601-1-2 ④ IEC 62304
⑤ IEC 60601-1-8

🔟 ④

[15~17] 다음 그림은 소프트웨어 밸리데이션 절차이다. 그림을 보고 아래 문항을 풀어라.

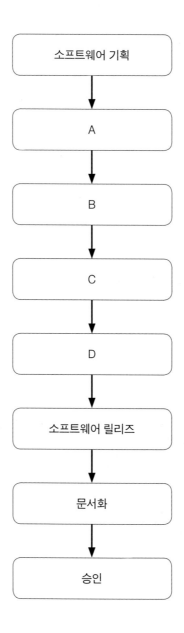

RA 자격증 예상문제 100선(GMP)

15. 상기 그림에 알맞은 절차는?

① A=소프트웨어 요구 사항 및 수립, B=소프트웨어 상세 설계, C=유닛 테스트, D= 통합 테스트
② A=소프트웨어 요구 사항 및 수립, B=소프트웨어 상세 설계, C=통합 테스트, D= 유닛 테스트
③ A=소프트웨어 요구 사항 및 수립, B=소프트웨어 상세 설계, C=유닛 테스트, D= 시스템 테스트
④ A=소프트웨어 요구 사항 및 수립, B=소프트웨어 아키텍처, C=소프트웨어 상세 설계, D=소프트웨어 검증 및 밸리데이션
⑤ A=소프트웨어 아키텍처, B=소프트웨어 요구 사항 및 수립, C=소프트웨어 상세 설계, D=소프트웨어 검증 및 밸리데이션

답 ④

16. 아래 설명에 해당하는 절차를 그림에서 고르시오.

> • 소프트웨어 요구 사항을 소프트웨어 구조로 설명하고 소프트웨어 항목을 식별하는 작업
> • 소프트웨어 항목과 소프트웨어 항목 외부의 구성요소 간의 연계성과 소프트웨어 항목 간 연계성을 보여주는 절차

① A   ② B
③ C   ④ D
⑤ 없다.

답 ② 상기 설명은 소프트웨어 아키텍처 문서이다. 이 문서는 SDS 작성 이전에 작업을 해야 하고, 일종의 구조도라고 볼 수 있다.

17. 소프트웨어 밸리데이션 문서에 해당되지 않는 것은?

① SRS

② SDS

③ SDD

④ VVT

⑤ SOP

🖉 ⑤ SOP는 작업표준서라고 볼 수 있고, 제조 현장에 비치하는 문서이다.

18. 다음의 내용은 무엇을 설명하고 있는가?

> 보조 프로그램 기능에 대한 초기 시험과 시스템에서 확인하기 곤란한 기능 검사가 확실히 이루어지는 데 초점을 두고 있다.

① 유닛 시험

② 통합 시험

③ 시스템 시험

④ 화이트 박스 시험

⑤ 블랙 박스 시험

🖉 ① 유닛 시험을 설명하고 있는 것이다.

- 통합 시험: 유닛 내외부 인터페이스에서의 데이터 및 관리의 이전에 초점을 두고 있다.

- 시스템 시험: 소프트웨어 요구 사항을 고려하여 완성된 기능 및 성능을 검증하는 소프트웨어의 신뢰성 보증에 초점을 두고 있다.

19. 다음은 소프트웨어의 형상관리에 대한 설명으로 적절하지 못한 것은?

① 소프트웨어 형상관리는 '형상항목(Configuration Item)의 완벽성과 정확성 확보를 위해 소프트웨어의 수명 주기에 걸쳐 형상을 적용하는 프로세스'로 정의된다.

② 형상관리의 가장 큰 목적은 변경에 의해 점차적으로 변해 가는 소프트웨어의 형상을 관리하는 것이다.

③ 형상항목의 수명 주기는 크게 6단계이고, 설계 개발, 유닛 시험, 시스템 시험, 위험 분석 및 통제, 기준선 확정, 릴리즈로 나뉜다.

④ 소프트웨어에서 식별과 추적성을 달성할 수 있는 수단이 형상관리이다.

⑤ 형상관리의 목적 중 하나는 현재 형상과 요구 사항의 달성 상태에 대한 완전한 가시성을 문서화하고 제공하는 것이다.

답 ③ 형상항목의 수명 주기는 크게 6단계이고, 설계 개발, 유닛 시험, 시스템 시험, 밸리데이션, 기준선 확정, 릴리즈로 나뉜다.

사용적합성

문제	답	문제	답
1	④	6	⑤
2	①	7	③
3	②	8	③
4	②		
5	④		

1. 다음 의료기기 사용적합성에 대한 설명으로 틀린 것은?

① 의료기기 사용적합성이란 사용을 용이하게 하여 의도한 사용 환경에서 유효성, 효율성 및 사용자 만족도를 확립하는 사용자 인터페이스의 특성을 의미하며, 안전성을 높이거나 낮출 수 있다.

② 의료기기가 사용하기에 적합한지, 사용자에게 적합한 상태인지를 평가하는 것을 사용적합성 평가라고 한다.

③ Usability Test는 기기를 사용하는 사람을 대상으로 실제 환경을 꾸려 놓고 실사용 시나리오를 부여하여 점검하고 확인하는 방법이다.

④ 의료기기 사용적합성 평가는 Usability 국제 규격에서 3번 이상 테스트를 요구하고 있고, MDD에서는 5번 이상 반복 테스트를 해야 한다고 가이던스에 규정하고 있다.

⑤ 사용적합성 엔지니어링 프로세스는 사용오류를 파악하여 최소화하고 이로 인한 사용 관련 위험을 줄이기 위한 프로세스를 정의해 놓은 것이다.

🔑 ④ 정해진 테스트 횟수는 없다. 하지만 안전성, 유효성을 검증하기 위해서는 충분한 테스트가 필요하다. FDA, IEC 62366-2 가이던스에 따르면 형성평가는 5~8명을 권고한다.

2. 사용적합성에 대한 국제 규격이다. 맞는 것은?

① IEC 62366-1
② IEC 60825
③ IEC 60601-1-2
④ IEC 62304
⑤ IEC 60601-1-8

🔑 ① IEC 60601-1-2는 EMC 관련 규격이고, IEC 60601-1-8은 알람 규격이다.

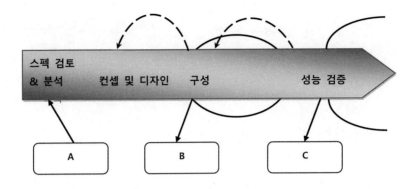

3. 상기 그림의 빈칸에 알맞은 절차는?

① A=사용자 인터뷰, B=Unit test, C=System test
② A=사용자 인터뷰, B=Formative Test, C=Summative Test
③ A=기획 인터뷰, B=Unit test, C=Summative Test
④ A=사용자 인터뷰, B=Summative Test, C=Unit test
⑤ A=기획 인터뷰, B=Summative Test, C=System Test

🔖 ② Unit test와 System test은 소프트웨어 밸리데이션에 해당하는 사항이다.

4. 상기 그림에서 B 절차에 대한 설명으로 맞는 것은?

① 소프트웨어 소스 코드에 기초한 테스트로 코드 실행 전에 오류를 확인할 수 있는 매우 효과적인 방법으로 화이트 박스 시험이라고 알려져 있다.

② 이 테스트는 시험 검사를 맡길 정도의 완성이 가까운 제작 단계에서도 여러 문제점을 찾아낼 수 있는 목적으로 수행한다. 이 테스트의 중요한 목적은 문제점을 찾아내는 것이다.

③ 실사용자를 대상으로 실제 환경을 묘사하여, 사용 시나리오를 부여하는 방식으로 진행하는 테스트이다.

④ IEC 62366-2와 FDA 가이던스에 따르면 이 테스트는 3~5명을 권하고 있으나 이는 Usability Test를 할 때 권고되는 방식이며, 문헌검토 등 특정한 N수를 판단하여 테스트 대상자의 인원수를 결정할 수 있다.

⑤ 최종 사용성 평가라고도 볼 수 있다.

답 ② Formative test에 대한 설명이다.

5. 다음은 의료기기 사용적합성 용어에 대해 설명한 것이다. 틀린 것으로 묶인 것을 모두 고르시오.

---

a. Alarm condition

   경보 상태를 감지하고 그에 마땅하게 경보 신호를 생성하는 의료기기의 부분

b. Close call

   사용자가 태스크를 수행하던 중 사용오류를 일으킬 뻔했지만 태스크 시간 안에 사용오류가 일어나지 않도록 제대로 수행하는 경우

c. Adverse Effect

   의료기기 사용과 관련하여 환자, 사용자에 경미한 부상

d. Use scenario

   특정 사용자가 특정 사용 환경에서 수행한 태스크의 특정 순서 및 그에 따른 의료기기의 반응

e. Abnormal Use

   제조자의 의도 또는 사용자의 예상과 다른 결과를 야기하는 의료기기를 사용하는 동안의 사용자 행위 또는 사용자 행위 생략

---

① a, b, c, d   ② a, b, c

③ b, c, d   ④ a, c, e

⑤ b, d, e

답 ④

- Alarm Condition: 작동자의 인지나 반응이 필요한 잠재적 또는 실제적 위해 상황이 있다고 판단될 때의 경보 시스템 상태

→ 보기 내용은 Alarm system에 대한 내용이다.

- Adverse effect: 의료기기 사용과 관련하여 환자, 사용자, 또는 다른 사람의 심각한 부상이나 사망을 초래한 사건 또는 재발하였을 때 환자나 사용자, 또는 다른 사람의 심각한 부상이나 사망을 초래할지도 모르는 사건

- Abnormal Use: 정상 사용에 역행하거나 이를 위반하고 제조자에 의한 사용자 인터페이스 관련 위험 통제의 합리적 수단을 벗어난 의식적이고도 의도적인 행위 또는 의도적인 생략 행위

→ 보기 내용은 Use error에 해당하는 내용이다.

6. 잠재적 사용오류를 파악하기 위해서 사용하는 방법을 모두 고르시오.

> a. 지식 테스트 조사
> b. 태스크 분석
> c. 위험 분석
> d. 기능 분석
> e. 알려진 문제 파악 분석

① b, c, e   ② a, b, c

③ b, c, d   ④ a, c, e

⑤ b, d, e

답 ⑤

7. 다음 사용적합성 엔지니어링 파일에 해당되는 것을 모두 고르시오.

> a. 의료기기 사용적합성 엔지니어링 수행 계획 요약
> b. 의료기기 위험관리 계획서
> c. 위해 요인 관련 사용 시나리오와 선택 이유
> d. 초기 사용성 평가 자료 요약
> e. 총괄 평가 자료 요약

① a, b, c, d, e   ② b, c, d, e

③ a, c, d, e   ④ a, b, c, d

⑤ a, b, c, e

답 ③ 의료기기 위험관리 계획서는 위험관리에 해당하는 문서이다.

8. 다음 그림은 의료기기 사용적합성 테스트 흐름도이다. 빈칸에 알맞은 절차는?

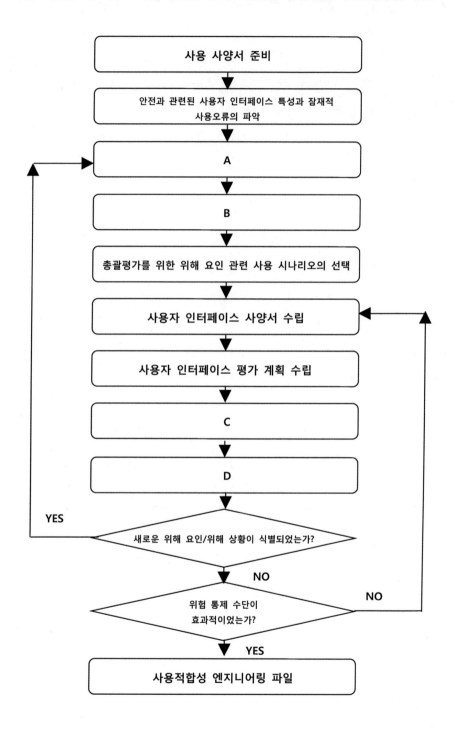

① A=알려져 있거나 예측 가능한 위해 요인과 위해 상황 파악

    B=위해 요인 관련 사용 시나리오의 파악 및 설명

    C=사용자 인터페이스 설계 구현 및 총괄평가 수행

    D=사용자 인터페이스 설계 구현 및 형성평가 수행

② A=위해 요인 관련 사용 시나리오의 파악 및 설명

    B=알려져 있거나 예측 가능한 위해 요인과 위해 상황 파악

    C=사용자 인터페이스 설계 구현 및 총괄평가 수행

    D=사용자 인터페이스 설계 구현 및 형성평가 수행

③ A=알려져 있거나 예측 가능한 위해 요인과 위해 상황 파악

    B=위해 요인 관련 사용 시나리오의 파악 및 설명

    C=사용자 인터페이스 설계 구현 및 형성평가 수행

    D=사용자 인터페이스 설계 구현 및 총괄평가 수행

④ A=알려져 있거나 예측 가능한 위해 요인과 위해 상황 파악

    B=사용자 인터페이스 설계 구현 및 형성평가 수행

    C=위해 요인 관련 사용 시나리오의 파악 및 설명

    D=사용자 인터페이스 설계 구현 및 총괄평가 수행

⑤ A=알려져 있거나 예측 가능한 위해 요인과 위해 상황 파악

    B=사용자 인터페이스 설계 구현 및 형성평가 수행

    C=사용자 인터페이스 설계 구현 및 총괄평가 수행

    D=위해 요인 관련 사용 시나리오의 파악 및 설명

답 ③

The end.

수고하셨습니다. 모두 좋은 결과 있으시길 바랍니다.